Online-Material auf psychotherapie.tools

Mit dem untenstehenden Freischalt-Code erhalten Sie die digitalen Arbeitsmaterialien aus diesem Buch. Hierfür ist eine Registrierung auf psychotherapie.tools notwendig:

1. psychotherapie.tools/online-material öffnen.
2. Freischalt-Code eingeben
3. Auf »Freischalt-Code einlösen« klicken. Der Code ist einmal gültig.
4. Im Warenkorb auf »Credits einlösen« klicken und Vorgang nach Login abschließen.
5. Arbeitsmaterialien nutzen.

Die Arbeitsmaterialien stehen Ihnen in Ihrem Kundenkonto unter »Mein Material« dauerhaft zur Verfügung. Sie sind für Ihren persönlichen Gebrauch bestimmt.
Als Institution mit mehreren Nutzer:innen wenden Sie sich bitte an vertrieb-psychotherapie.tools@beltz.de

LL75J69T7X

Baumgarten • Kolb

Waldelf Loki und sein Gefühlsabenteuer

Barbara Baumgarten • Stefanie Kolb

WALDELF LOKI UND SEIN GEFÜHLSABENTEUER

Ein Kinderfachbuch über Emotionsregulation und Achtsamkeit

Mit Online-Material

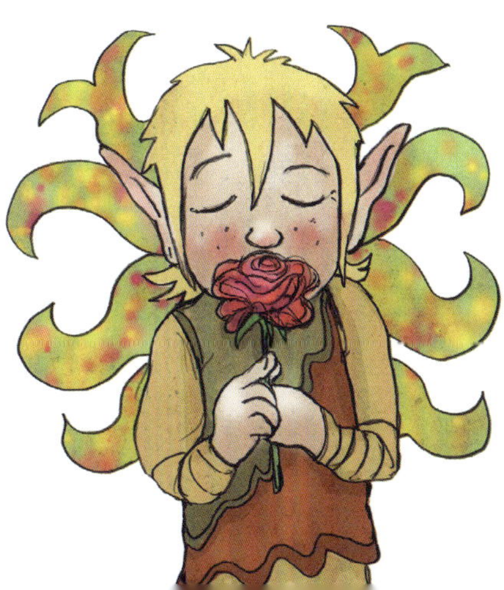

BELTZ

Barbara Baumgarten
barbara.baumgarten2024@outlook.de

Stefanie Kolb
mail@stefanie-kolb.de

Reihe »Therapie4Kids«
Reihenherausgeberin:
Melanie Gräßer
Barbarossastraße 64
59555 Lippstadt
m.graesser@therapie-lippstadt.de
www.melanie-graesser.de

FSC www.fsc.org MIX Papier | Fördert gute Waldnutzung FSC® C089473

Dieses Buch ist erhältlich als:
ISBN 978-3-621-29146-0 Print
ISBN 978-3-621-29163-7 E-Book (PDF)

1. Auflage 2024

Lektorat: Sandra Schönfelder
Umschlagbild und Illustration: Stefanie Kolb

Herstellung: Sonja Droste
Satz: Sonja Droste und WMTP Wendt-Media Text-Processing GmbH, Birkenau
Druck und Bindung: Beltz Grafische Betriebe, Bad Langensalza
Beltz Grafische Betriebe ist ein Unternehmen mit finanziellem Klimabeitrag (ID 15985-2104-100).
Printed in Germany

Weitere Informationen zu unseren Autor:innen und Titeln finden Sie unter: www.beltz.de

INHALT

Einmal durch Lokis Elfenwald: So funktioniert dieses Buch

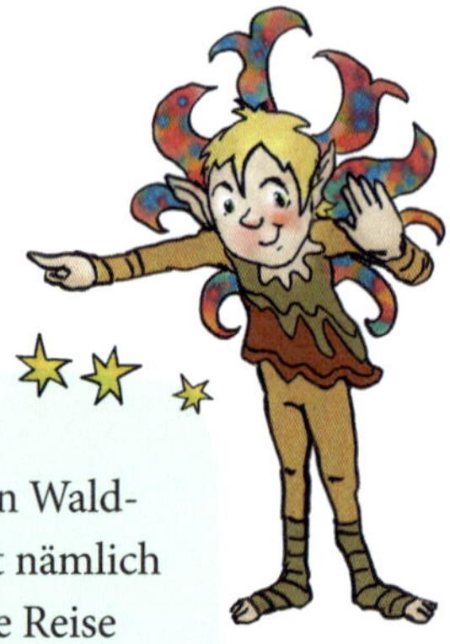

Liebe kleine Leserin, lieber kleiner Leser,
in diesem Buch lernst du die Geschichte von Loki, einem kleinen Waldelf, kennen. Loki durchlebt ein richtiges Gefühlschaos. Er macht nämlich auf der Suche nach seinem verloren gegangenen Zauberstab eine Reise durch den Wald und begegnet dabei Tieren, die versucht haben, mit dem gefundenen Zauberstab zu zaubern. Das geht leider nicht gut und Loki findet sich in einem Karussell voller Gefühle von Enttäuschung, Ärger bis hin zu Hoffnung und Freude wieder.

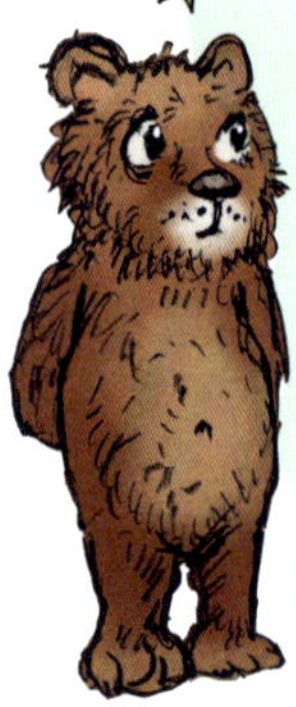

Vielleicht kennst du ähnliche Situationen, in denen du zum Beispiel etwas verloren hast, alles schief gegangen ist oder du große Wut im Bauch gespürt hast? Dieses Buch wird dir helfen zu verstehen, warum solche Gefühle auftreten, wofür sie gut sind und wie Loki mit seinen Gefühlen umgeht. Du wirst sehen, wie Loki es schafft, mithilfe von Atemübungen, Zählen und Mut-Mach-Sätzen seinen Weg zu finden. In diesem Buch findest du viele tolle Ideen zum selbst Ausprobieren, Basteln und Malen, die dir in ähnlichen Situationen auch helfen können. Viel Spaß mit Loki, dem zauberhaften Waldelf, und seinen Freunden! Luftige Grüße aus dem Zauberwald wünschen

Barbara Baumgarten und Stefanie Kolb

Liebe Fachleute, Kinder- und Jugendlichenpsychotherapeut:innen, Kinder- und Jugendpsychiater:innen, Psycholog:innen, Mitarbeiter:innen in der Jugendhilfe, Erziehungsberatung und Schulsozialarbeit, durch das Sprechen über unsere Gefühle lernen wir uns und andere besser zu verstehen. Loki, der Protagonist in diesem Kinderfachbuch, kann Kindern dabei helfen, Worte zu finden und sich mitzuteilen – eine wichtige Voraussetzung für gesundes Wachsen und psychische Gesundheit!

In diesem Buch erklären wir kindgerecht die wichtigen Themen Emotionsregulation und Achtsamkeit. Der kleine Waldelf Loki durchlebt auf der Suche nach seinem verlorenen Zauberstab ein Gefühlschaos. Auf seiner Reise durch den Wald begegnet er vielen Tieren, die alle versuchen, mit dem gefundenen Zauberstab zu zaubern, und ihn dann wegwerfen. Loki wendet in der Geschichte verschiedene kognitive, achtsamkeitsbasierte und körperorientierte Strategien an, um seinen Ärger über sich selbst und die anderen Tiere zu regulieren. Am Ende werden aus Individualisten Freunde, die sich gegenseitig helfen. Dafür braucht es eben keinen Zauberstab, sondern Hilfsbereitschaft und Achtsamkeit.

Unser Buch ist in drei Teile gegliedert.

(1) Geschichtenteil: Im ersten Teil finden Sie die Geschichte von Loki, dem kleinen Waldelf, zum Vorlesen und Anschauen. Die liebevoll gezeichnete Geschichte erzählt von Lokis Suche nach seinem verlorenen Zauberstab und den Emotionen, die er dabei durchlebt.

(2) Kindererklärteil: Im zweiten Teil wendet sich Loki direkt an die Kinder und teilt mit ihnen »Lokis schlaue Elfentipps für gefühlvolle und achtsame Kinder«. Dabei wird in kindgerechter Sprache Bezug auf die Geschichte genommen und es werden spezifische Themen (Gefühle, Emotionsregulation, Achtsamkeit) mit entsprechenden Arbeitsmaterialen (für den therapeutischen Einsatz) bearbeitet.

(3) Therapeutenteil: Im dritten Teil finden Sie Fachinformationen für die praktische Umsetzung. Dieser Teil richtet sich also ausschließlich an Sie, liebe Fachleute, und erläutert verschiedene Techniken zur Förderung der Emotionsregulation und Achtsamkeit bei Kindern. Es werden weiterführende Anregungen zu konkreten Interventionen für eine vertiefende Arbeit gegeben.

Die Arbeitsblätter finden Sie am Ende des Buches zum Kopieren oder auf **https://psychotherapie.tools** zum Download, sodass Sie sie individuell für Ihre Patient:innen und Klient:innen zur Stundenvorbereitung kopieren oder ausdrucken können. Sie liefern vielfältige Anregungen zur Selbstreflexion, Mal- und Bastelvorlagen sowie Lokis schlaue Elfentipps zum Erlernen von Strategien der Emotionsregulation und Achtsamkeit.

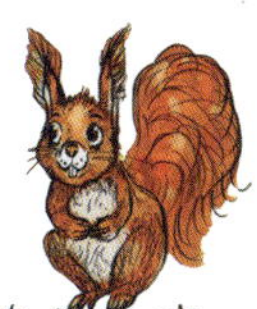

Unser Tipp: Lesen Sie dieses Buch gemeinsam mit dem Kind während einer Therapiesitzung. Nehmen Sie sich Zeit für die Geschichte und die Bilder von Loki, dem Waldelf, wie er eine große Bandbreite von Gefühlen durchlebt und auf den Bildern zum Ausdruck bringt. So finden Sie einen leichteren Einstieg, um mit dem Kind über seine Gefühle und Strategien zur Bewältigung übermäßiger Gefühle ins Gespräch zu kommen.

Wir wünschen Ihnen beim Lesen unserer Geschichte von Loki, dem kleinen Waldelf, einfühlsame und anregende Gespräche mit Ihren kleinen Patient:innen.

Herzliche Grüße

Ihre Barbara Baumgarten
und Stefanie Kolb

Sei du selbst, sei authentisch,
sei lebendig, sei einzigartig,
sei von Grund auf ganz und gar

vollständig.*

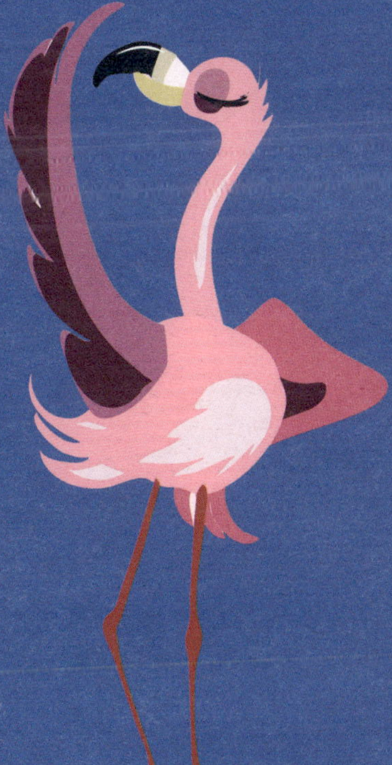

BELTZ

Psychotherapie gestalten

Karten auf den Tisch – Bilder, Impulse, Übungen

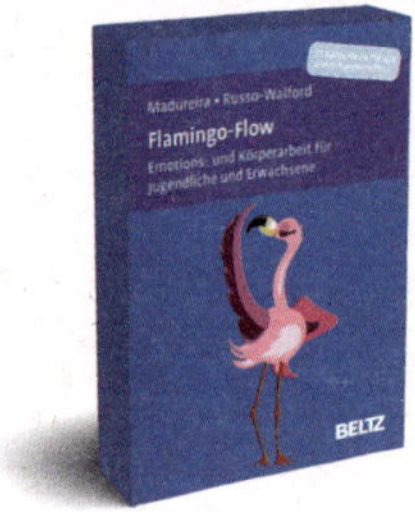

Irene Madureira. Constanze Russo-Walford
Flamingo-Flow
Emotions- und Körperarbeit für Jugendliche und Erwachsene. 70 Karten für die Therapie und pädagogische Praxis. Kartenformat 9,8 x 14,3 cm.
32,– €, Bestell-Nr. 510140

**Zitat Vorderseite: Aus diesem Kartenset*

Melanie Gräßer. Eike Hovermann jun.
Eulenschlau und drachenstark
Krafttiere-Mix-Max für die Ressourcenarbeit mit Kindern in Psychotherapie und Beratung.
64 Bildkarten, Kartenformat 9,8 x 14,3 cm.
34,– €, Bestell-Nr. 510148

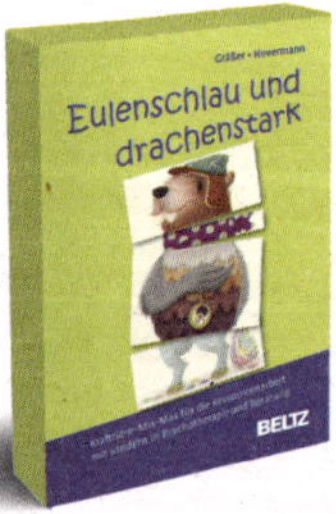

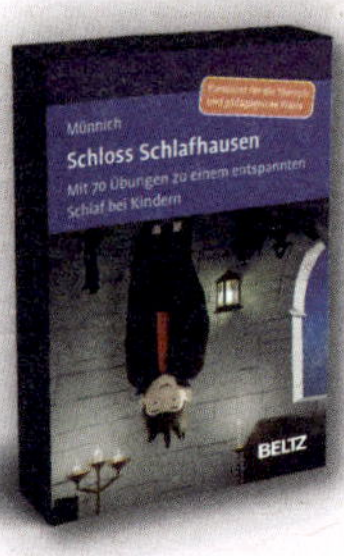

Marny Münnich
Schloss Schlafhausen
Mit 70 Übungen zu einem entspannten Schlaf bei Kindern. Kartenset für die Therapie und pädagogische Praxis. Kartenformat 9,8 x 14,3 cm.
34,– €, Bestell-Nr. 510136

Viele weitere Kartensets und Therapiespiele auf **www.beltz.de**

BELTZ

Verlagsgruppe Beltz • Werderstr. 10 • 69469 Weinheim | 07.2024 | Gedruckt auf Recyclingpapier | Illustrationen Vorderseite: Matthias Pikl

WALDELF LOKI

I Die Geschichte von Loki, dem kleinen Waldelf

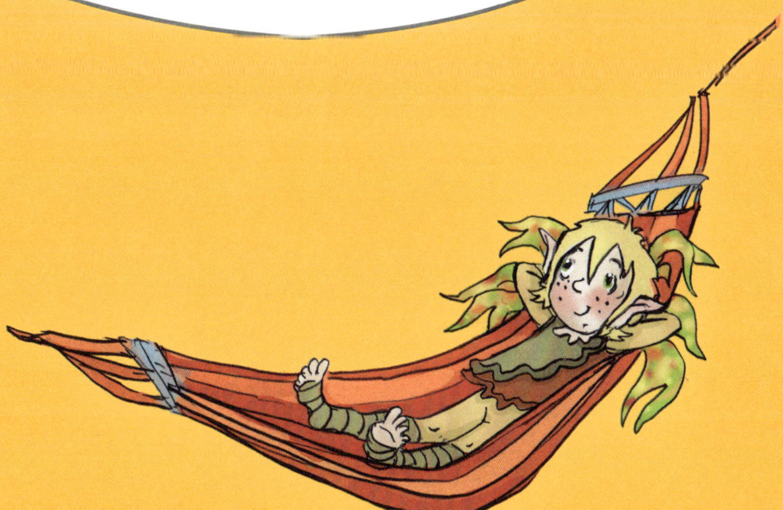

»Warum weinst du?«,
fragt Bär den kleinen Waldelf.

Neugierig schaut er zu ihm auf.

»Mein Zauberstab ist weg!«, sagt Loki weinend und wischt sich die Tränen aus dem Gesicht.
»Ich habe ihn verloren!«

Bär klettert zu ihm auf den Baum.
Unter seinem Gewicht schaukelt der Ast bedrohlich hin und her. Der kleine Elf rettet sich mit ein paar Flügelschlägen in die Luft.

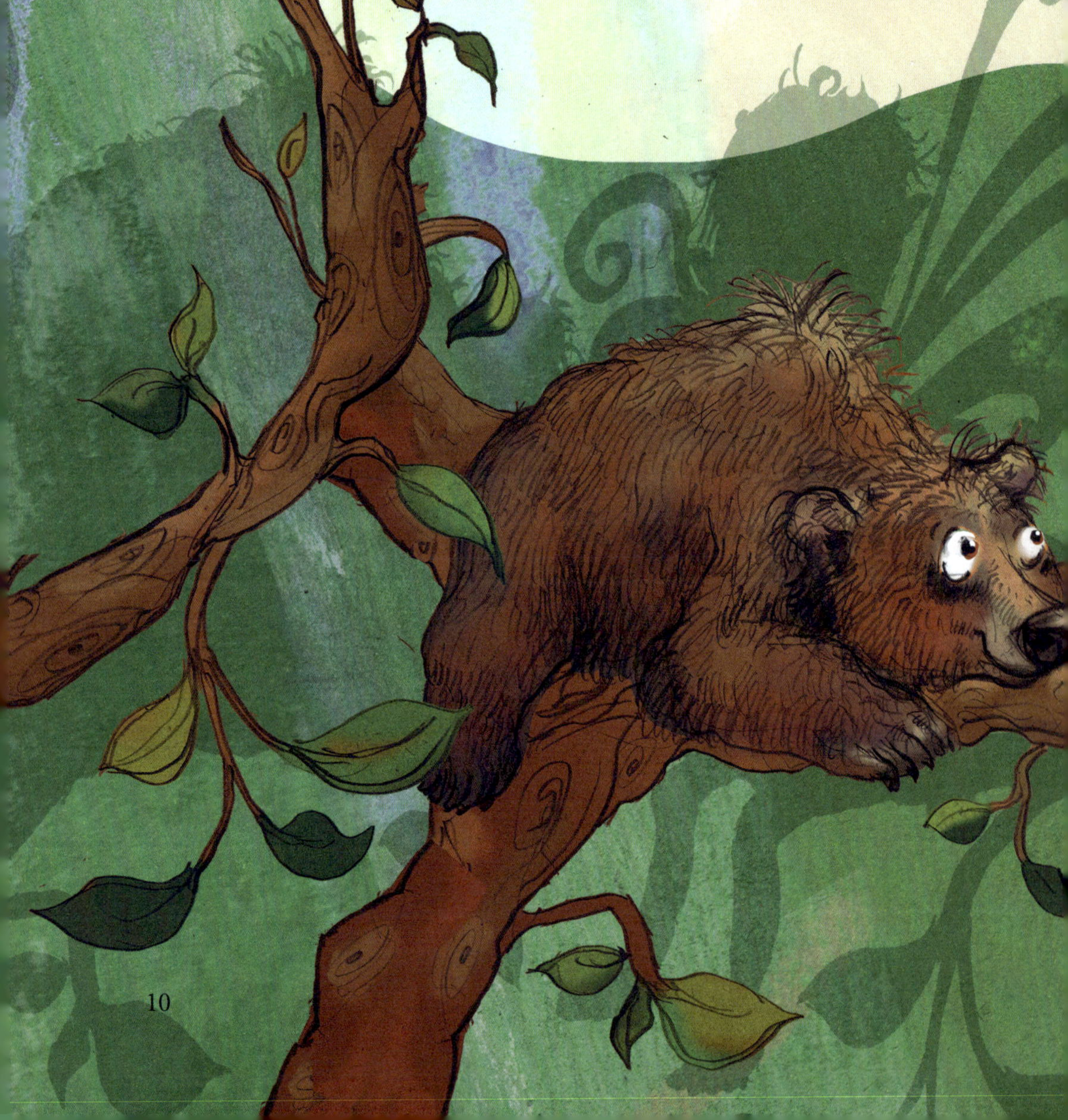

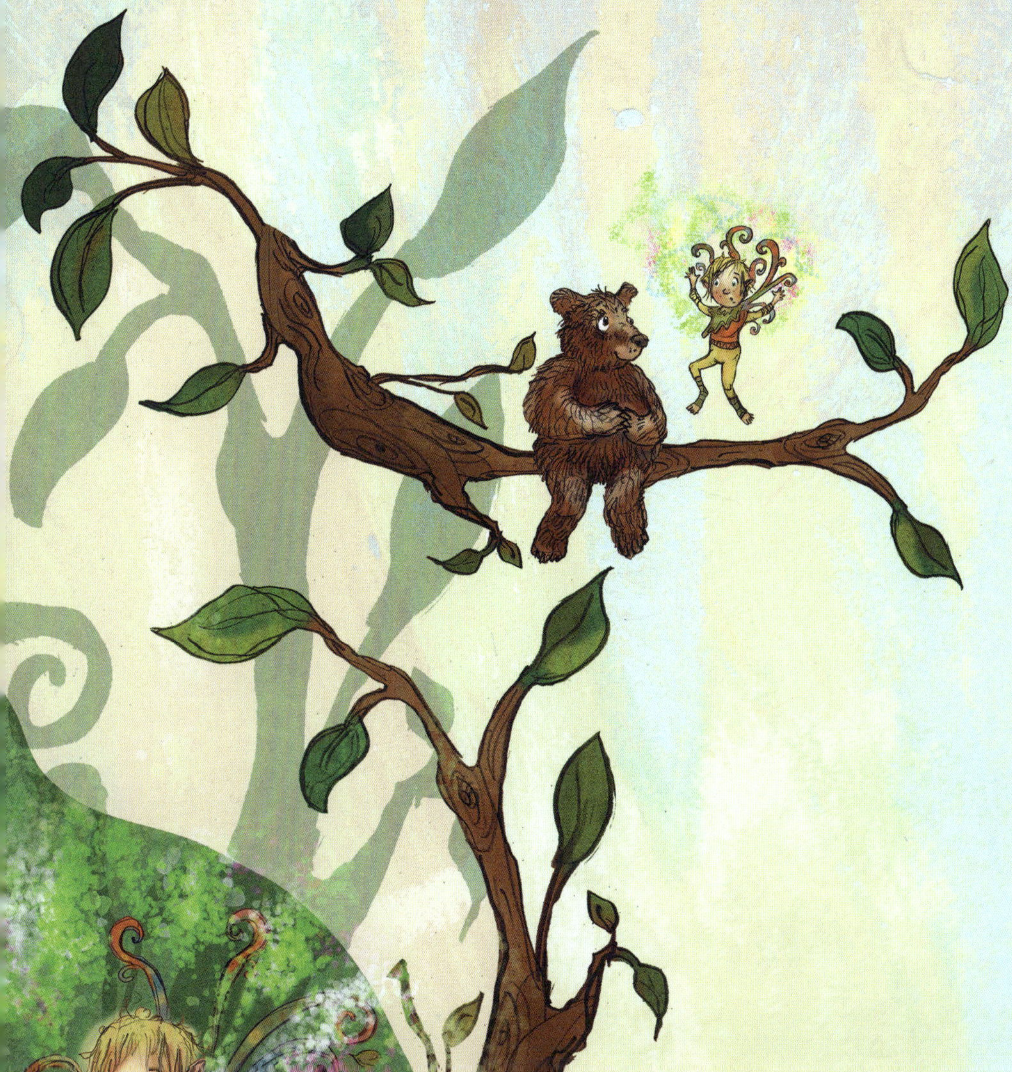

»Hast du ihn vielleicht gesehen?«, fragt er Bär hoffnungsvoll. »Er ist aus Holz und beim Zaubern kommt goldener Elfenstaub heraus.«

»Ach den …«, schnaubt Bär brummig, »ja, den habe ich gefunden.«

Loki schaut ihn erleichtert an: »Wo ist er?«

»So ein doofes Ding!«, knurrt Bär vor sich hin.

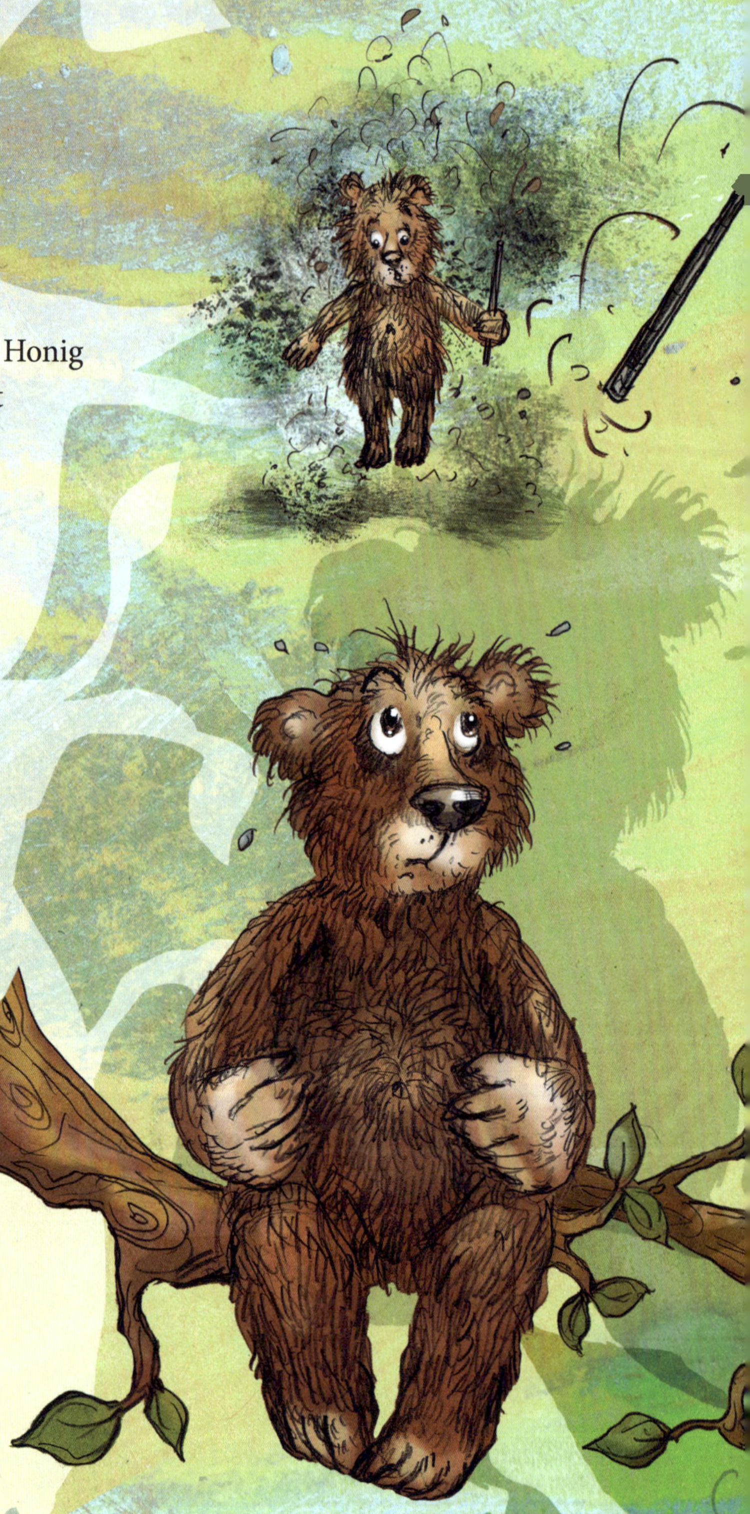

»Ich wollte mir ein Glas Honig herbeizaubern!« Er reibt sich mit der Tatze über seinen kugelrunden Bauch. »Aber es kam nur eine schwarze Staubwolke heraus!«, sagt Bär enttäuscht. »Dein Zauberstab ist kaputt! Ich habe ihn weggeworfen!«

»OH NEIN!
Was hast du gemacht?«, fragt Loki empört. Er zieht die Augenbrauen hoch und reißt die Augen weit auf. »Du kannst doch nicht einfach versuchen zu zaubern. Das hätte ganz schön schiefgehen können!«

Bär schaut Loki erschrocken an: »Ich, ich … wollte doch … nur ein Glas Honig zaubern!«, stammelt er.

»Aber du hast dir etwas für dich selbst gewünscht. Das darf man nicht!«, erklärt ihm Loki. »So etwas lernt man in der Zauberschule!«

Bär läuft rot an. »Das wusste ich nicht!«, sagt er kleinlaut. Er zieht den Kopf ein. Am liebsten wäre er jetzt unsichtbar.

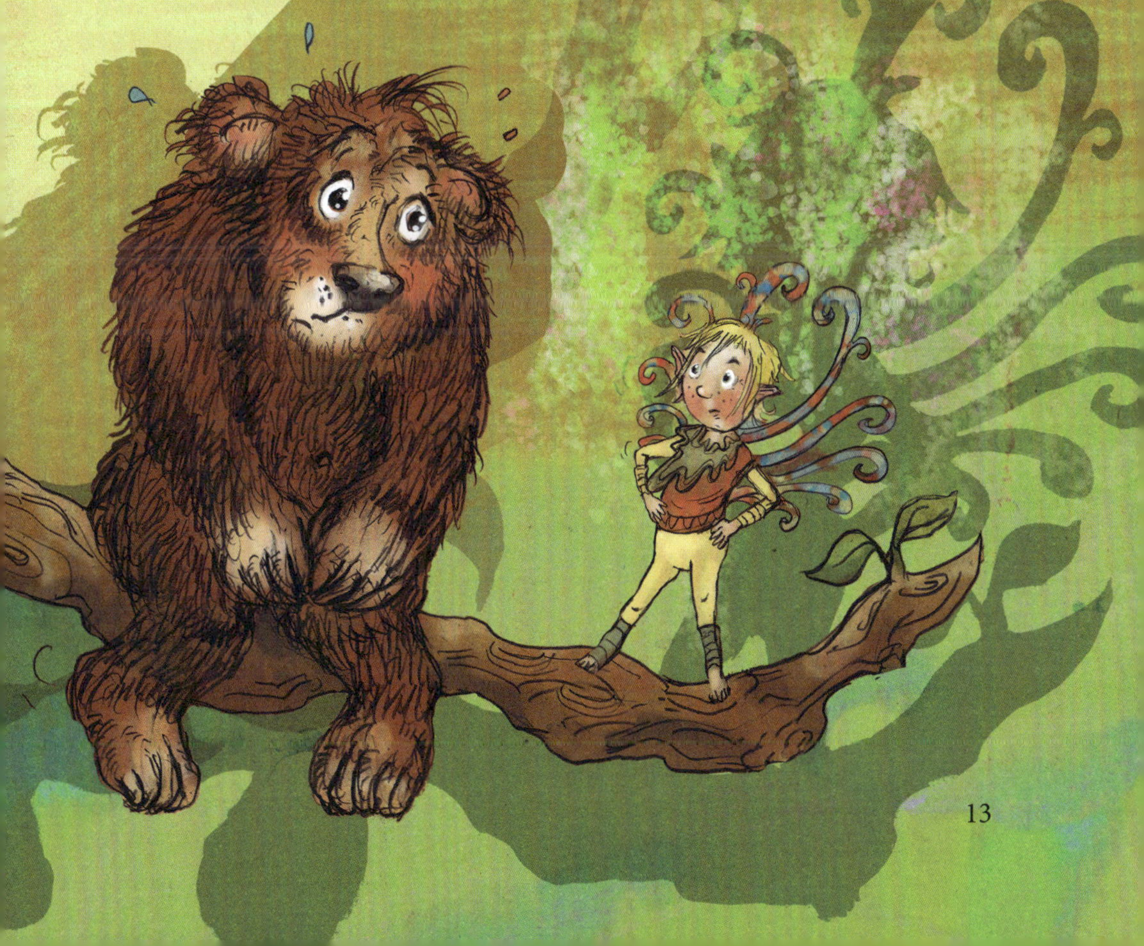

Der Arme!, denkt Loki mitfühlend. »Zum Glück ist ja nichts passiert!«, beruhigt ihn Loki deshalb. »Hauptsache, ich bekomme meinen Zauberstab wieder. Zeigst du mir bitte, wo er liegt?«

»Na klar! Ich bringe dich hin.«

Loki setzt sich auf Bärs Schultern. Gemeinsam ziehen sie los.

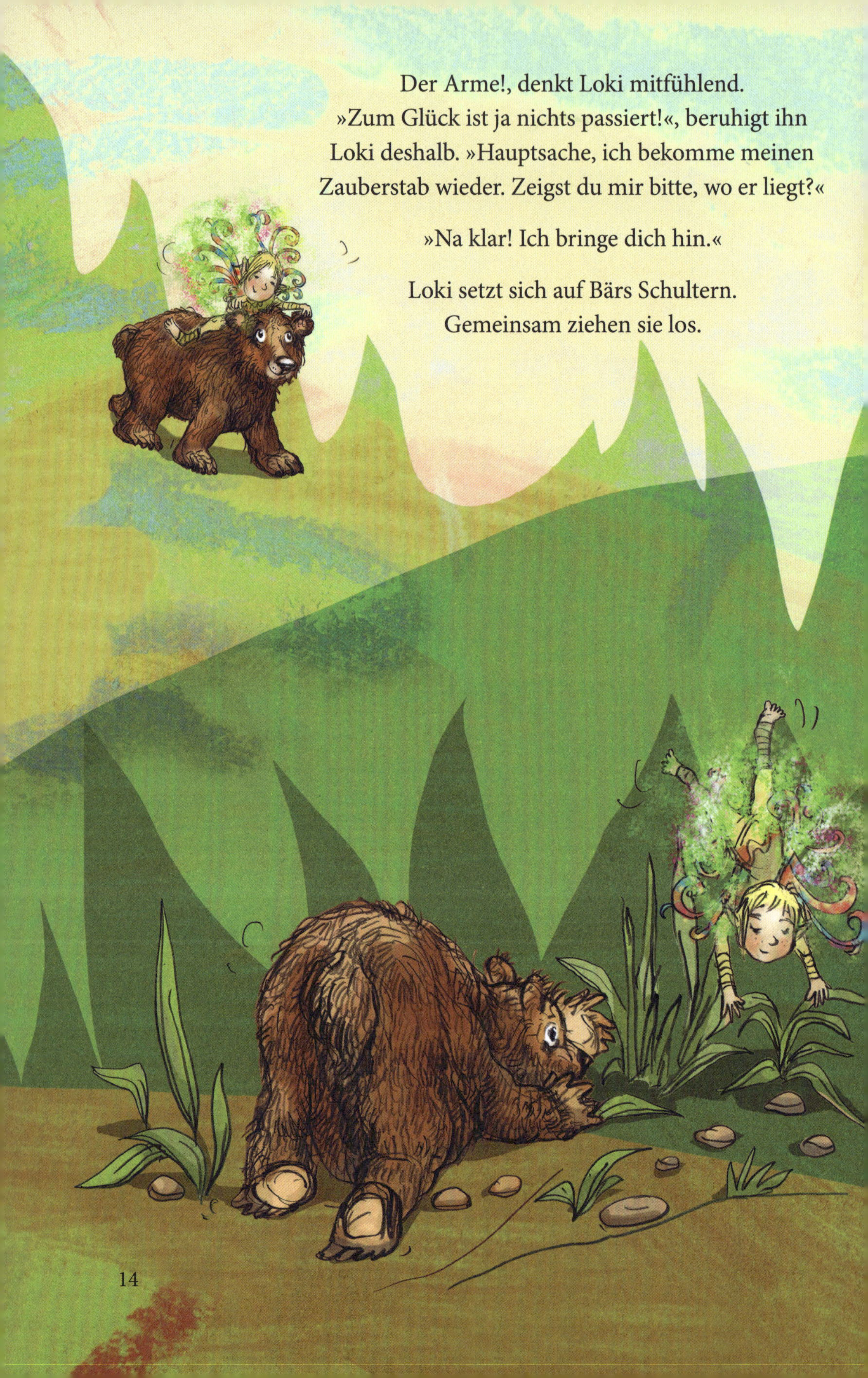

Bär und Loki haben alles abgesucht.
Der Zauberstab ist wie vom Erdboden verschluckt.

»Und du bist dir sicher, dass du ihn genau hier
liegen gelassen hast?«, fragt ihn Loki besorgt.

Verwirrt kratzt sich Bär am Kopf. »Ja! Es war genau hier!«

Plötzlich steht Fuchs vor ihnen.
Er hat einen Schal um den Hals gebunden.

»Kann ich euch helfen?«, fragt er mit krächzender Stimme.
Der kleine Waldelf und Bär schauen ihn verwundert an.

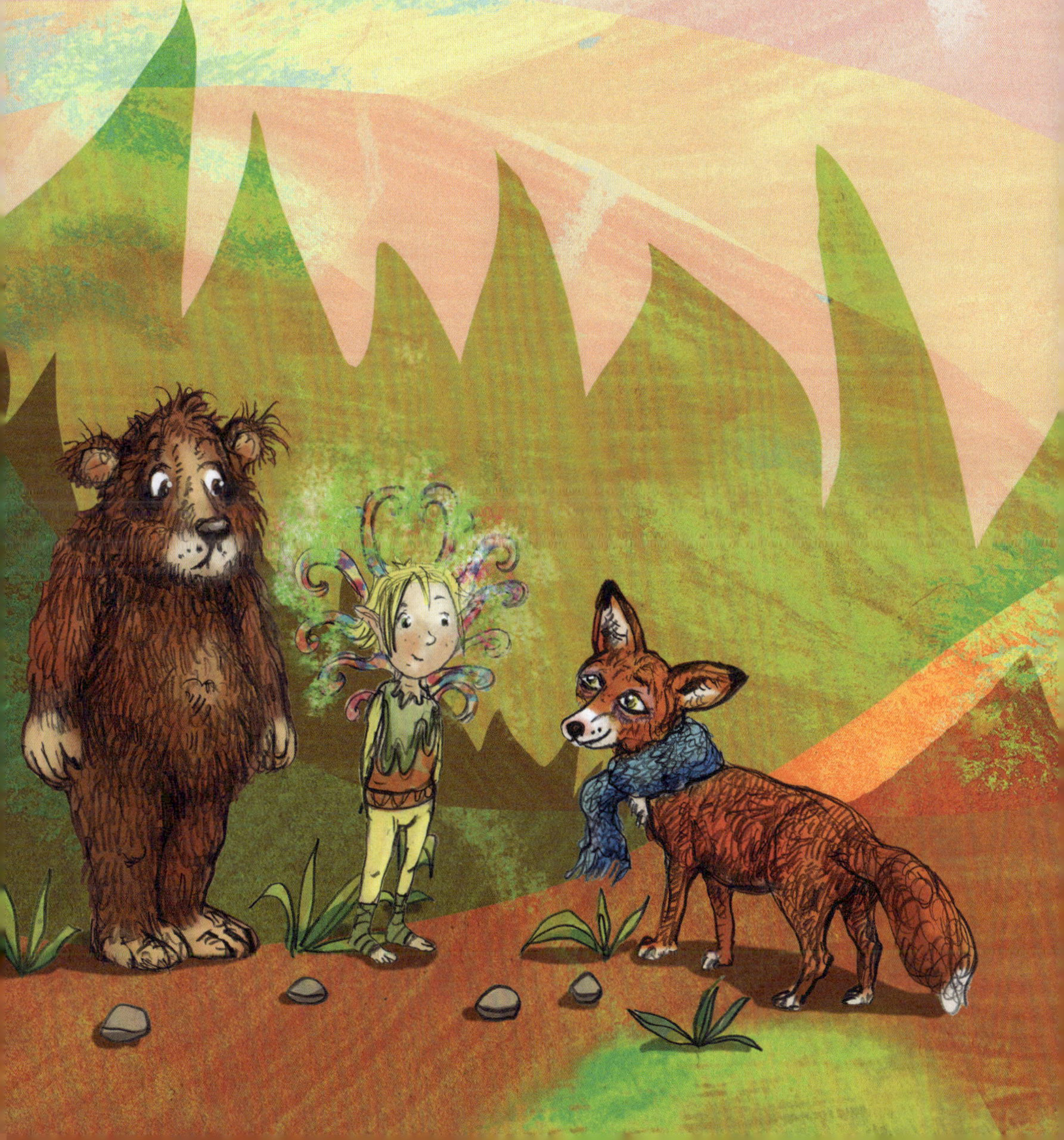

»Ich vergrößere gerade meinen Bau. Meine Höhle ist zwar sehr gemütlich, aber ich möchte mehr Platz!«, erklärt er ihnen. »Dabei habe ich mich erkältet!«

Mitleidig sehen sie ihn an.

»Lokis Zauberstab ist verschwunden!«, erklärt Bär. »Genau hier habe ich ihn liegen lassen. Aber jetzt ist er weg!«, seufzt er.

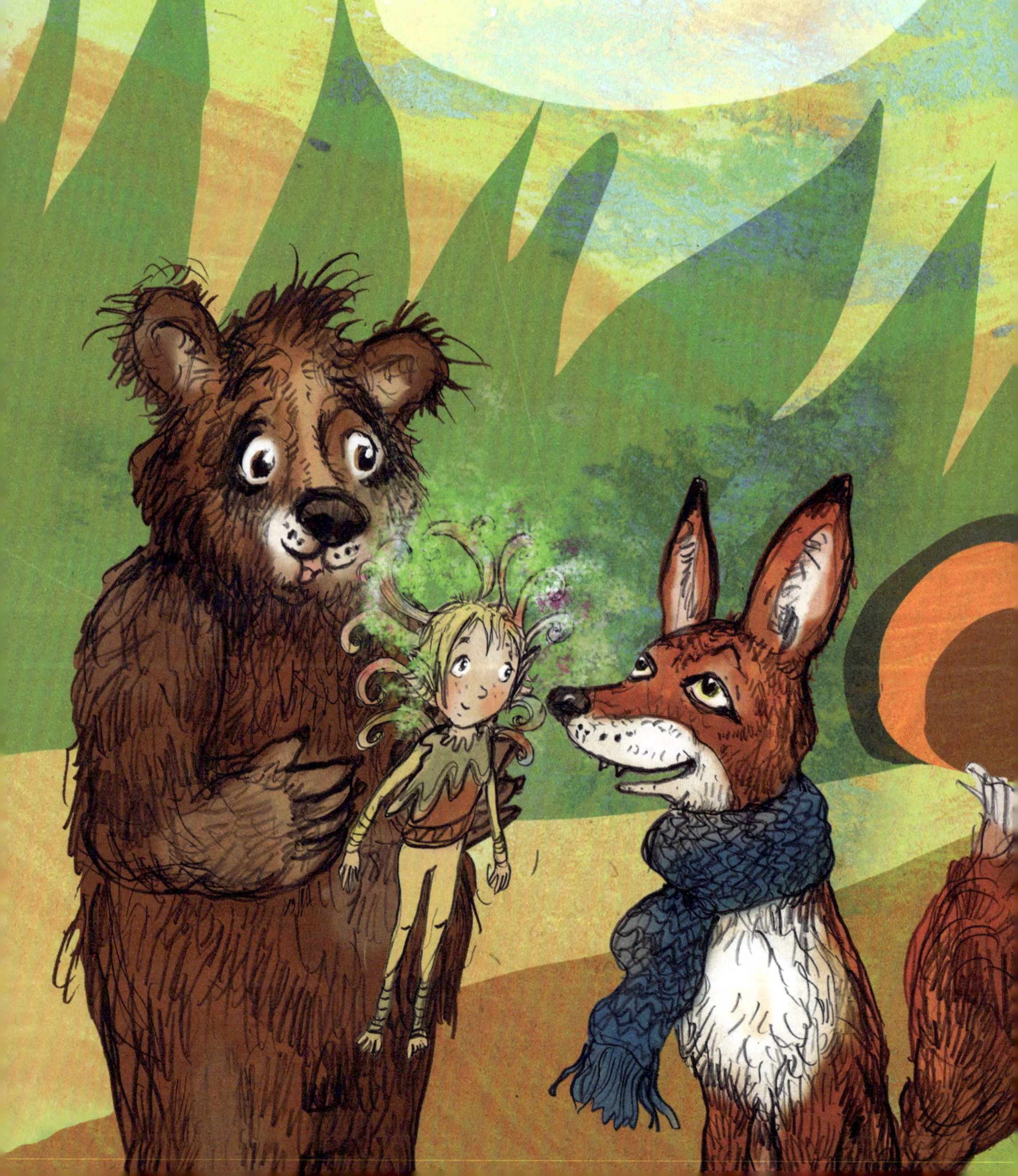

»Ach, der!«, antwortet Fuchs abfällig. »Der ist doch sowieso nicht zu gebrauchen!«

»Was meinst du damit?«, fragt Loki beunruhigt. »Hast du etwa meinen Zauberstab gefunden?«

Fuchs nickt: »Ich wollte mir damit blitzschnell eine riesengroße, kuschelige Höhle zaubern, aber das blöde Zauberdingsda … Haaaatsch … iiii ist KAPUTT.«

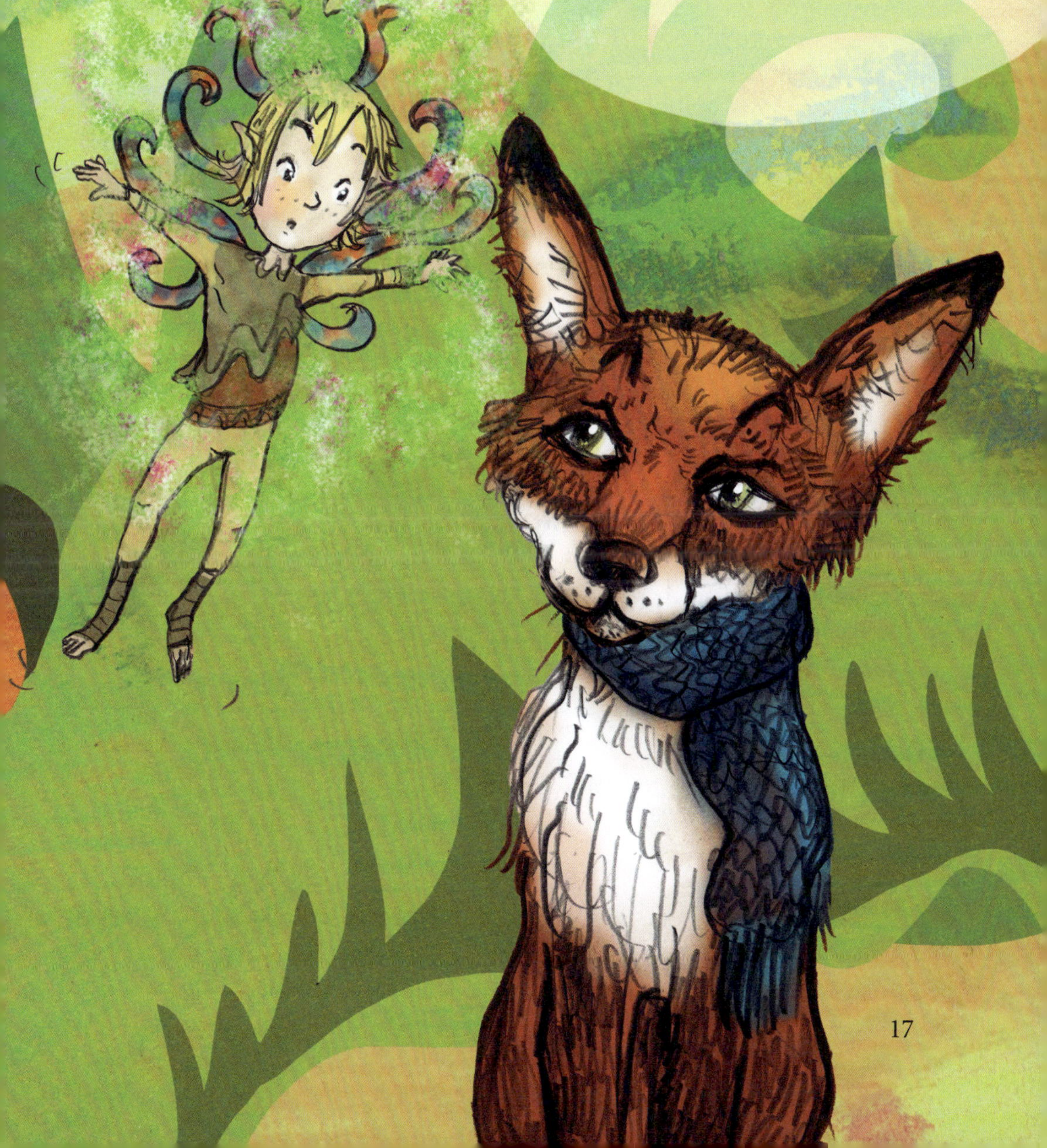

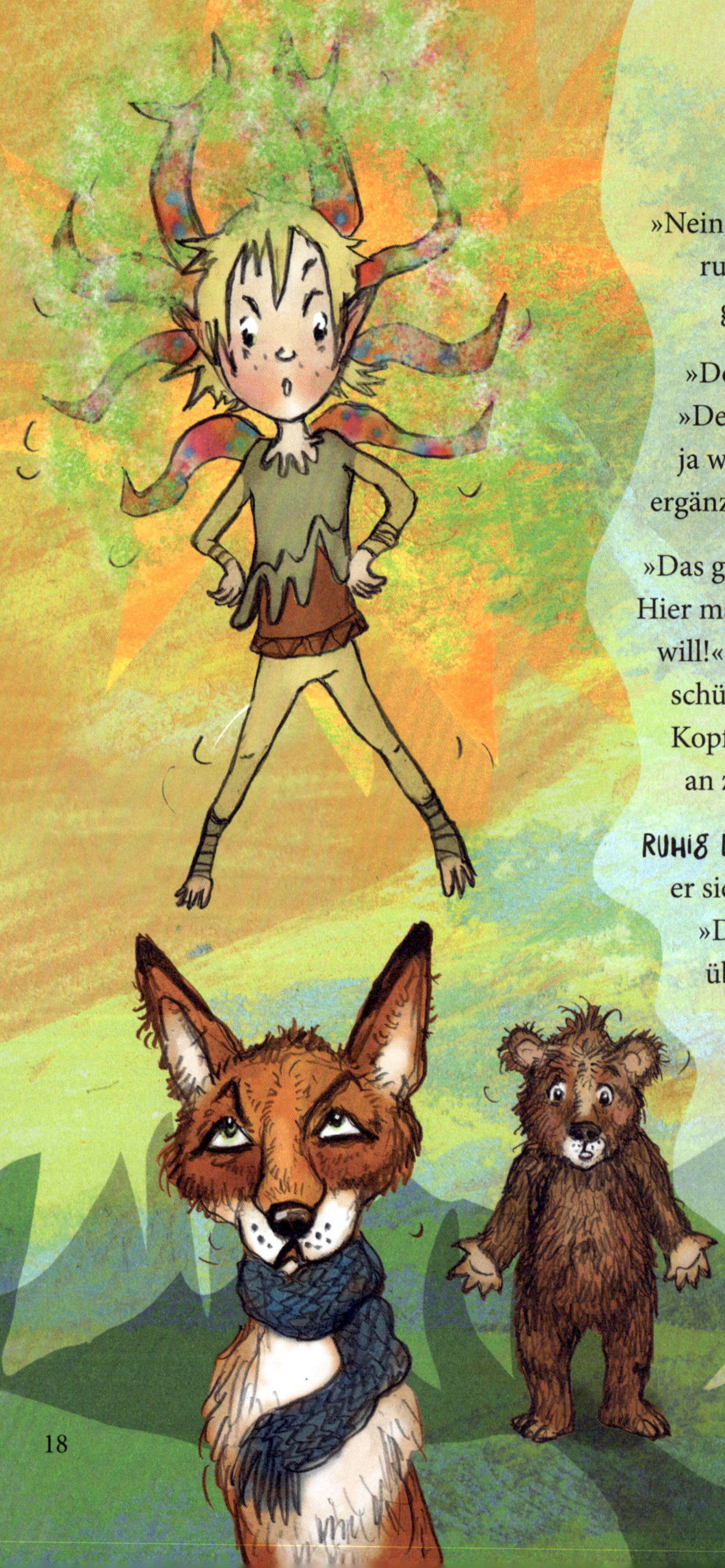

»Nein, ist er nicht!«, rufen Bär und Loki gleichzeitig.

»Doch!«, schnieft Fuchs. »Deshalb habe ich ihn ja weggeworfen!«, ergänzt er genervt.

»Das gibt's doch gar nicht! Hier macht jeder was er will!« Der kleine Waldelf schüttelt fassungslos den Kopf. Sein Bauch fängt an zu grummeln.

RUHIG BLEIBEN, versucht er sich zu beruhigen. »Du kannst doch überhaupt nicht zaubern!«, rutscht es Loki trotzdem vorwurfsvoll raus.

Er spürt Ärger in sich aufsteigen. Langsam beginnt er deshalb in Gedanken zu zählen: EINS, ZWEI, DREI, VIER, FÜNF. Dabei versucht er, an nichts anderes zu denken als an das Zählen.

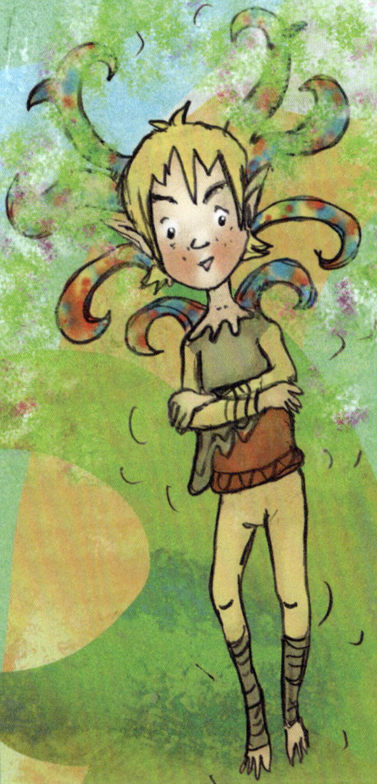

Währenddessen verteidigt sich Fuchs: »Ich wollte doch nur schnell meinen Bau vergrößern.« Betrübt sieht er Loki an.

Loki schaut zurück: »Aber dafür ist ein Zauberstab nicht gedacht. Schon gar nicht, wenn man schon ein gemütliches Zuhause hat«, fährt er in ruhigerem Ton fort. Es hat geklappt, freut sich Loki im Stillen. Das Zählen hat ihn beruhigt.

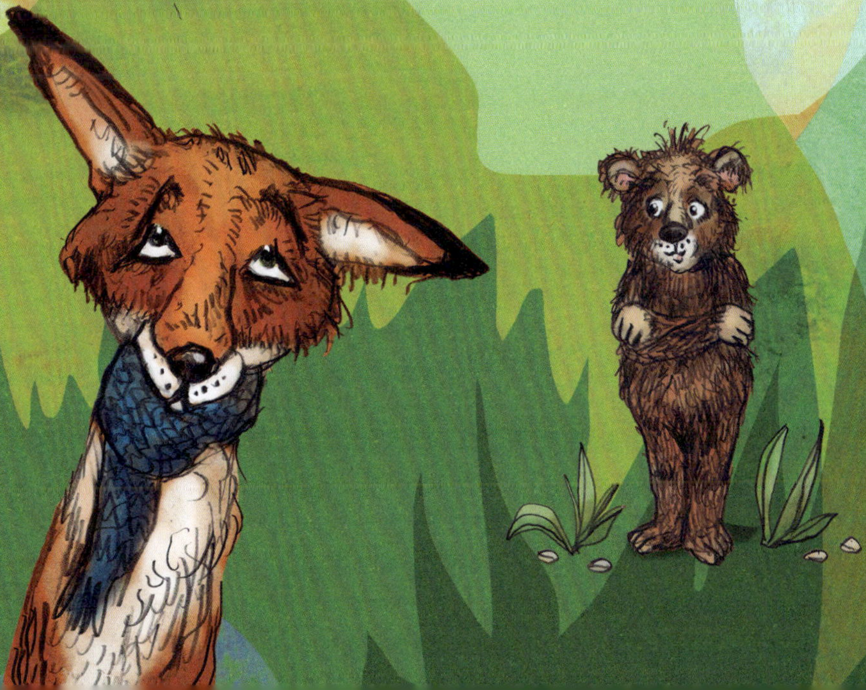

Fuchs sieht derweil verlegen zu Boden. »Hmh … aber …!« Doch ihm fällt darauf nichts mehr ein.

»Und wo finde ich jetzt meinen Zauberstab?«, fragt ihn Loki. Er hofft, dass die Suche nun endlich ein Ende hat.

»Wenn du möchtest, bringe ich dich hin!«, bietet Fuchs ihm eifrig an. Ihn plagt nun doch das schlechte Gewissen. »Setz dich auf mich! Dann sind wir schneller!«

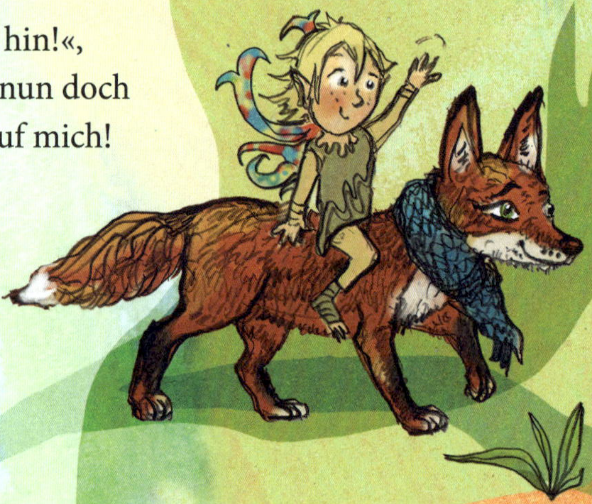

»Danke!« Der kleine Waldelf fliegt auf den Rücken des Fuchses und winkt Bär zum Abschied zu.

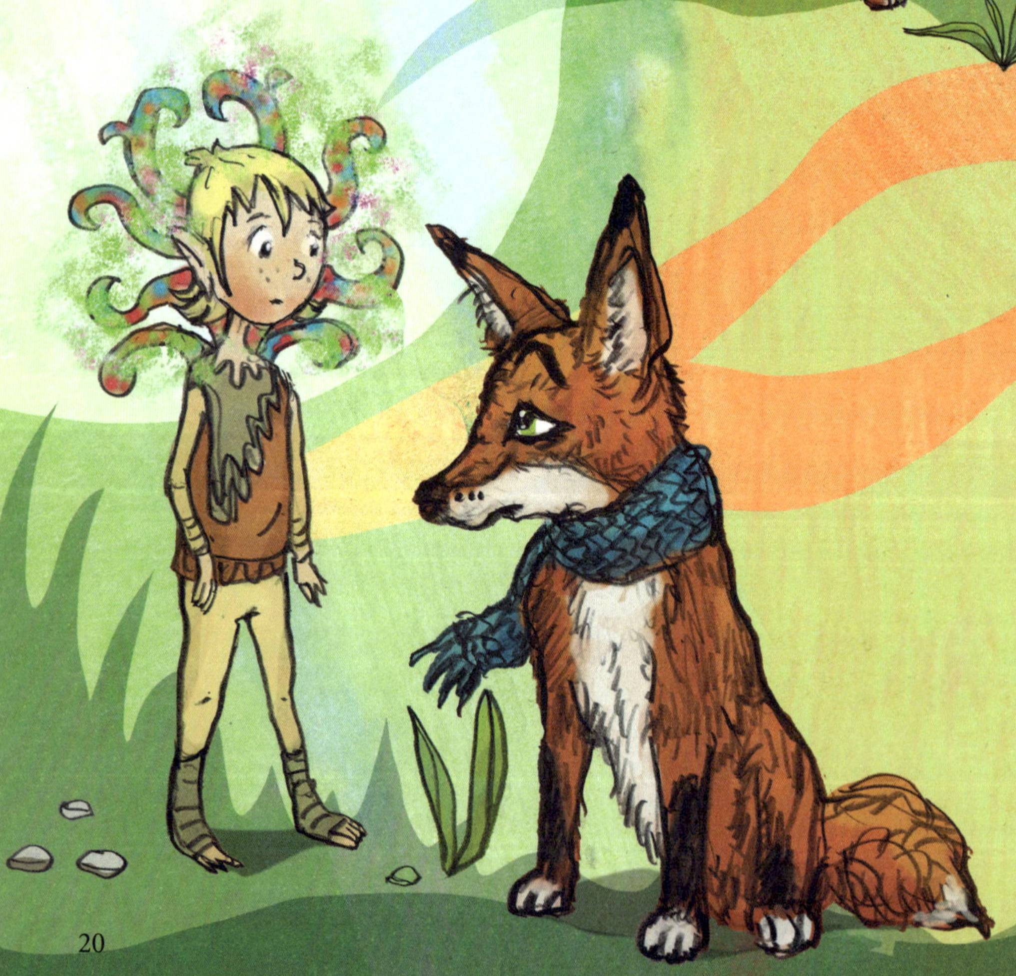

Loki und Fuchs sitzen erschöpft im Gras. Sie haben jeden Baum umrundet und unter jedes einzelne Blatt geschaut. Der Zauberstab ist weg! Loki stöhnt verzweifelt und stützt den Kopf auf seine Hände.

Da steht plötzlich Eichhörnchen vor ihnen. »Was macht ihr denn hier?«, fragt sie neugierig. Während sie lächelt, blitzen ihre langen Schneidezähne hervor.

»Wir suchen Lokis Zauberstab!«, sagt Fuchs mit heiserer Stimme. »Ich habe ihn hier liegen lassen. Aber er ist verschwunden!«

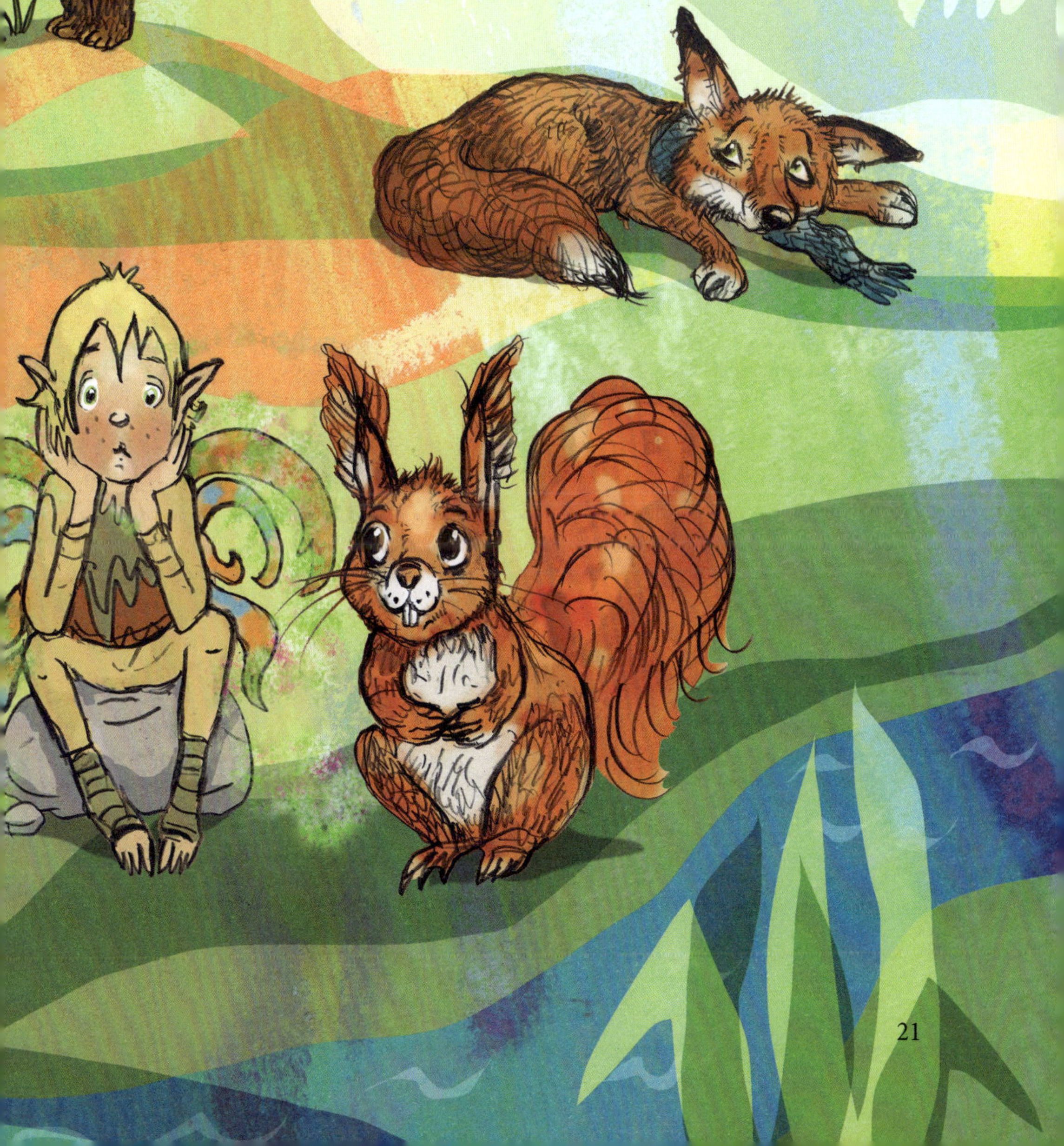

»Ach der! Ich habe ihn vorhin weggeworfen!«, antwortet Eichhörnchen unbekümmert. Ihre Schnurrhaare federn leicht im Wind.

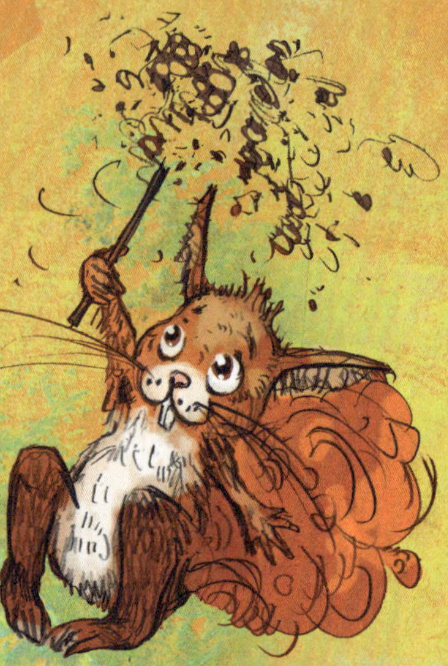

»Was hast du getan?« Loki greift sich an die Stirn. Er kann es nicht fassen.

»Ich wollte mir schnell einen Vorrat an Nüssen herbeizaubern. Allein ist die Suche so anstrengend! Aber dein Zauberstab ist kaputt. Es kam nur schwarzer Rauch heraus!«, sagt sie enttäuscht.

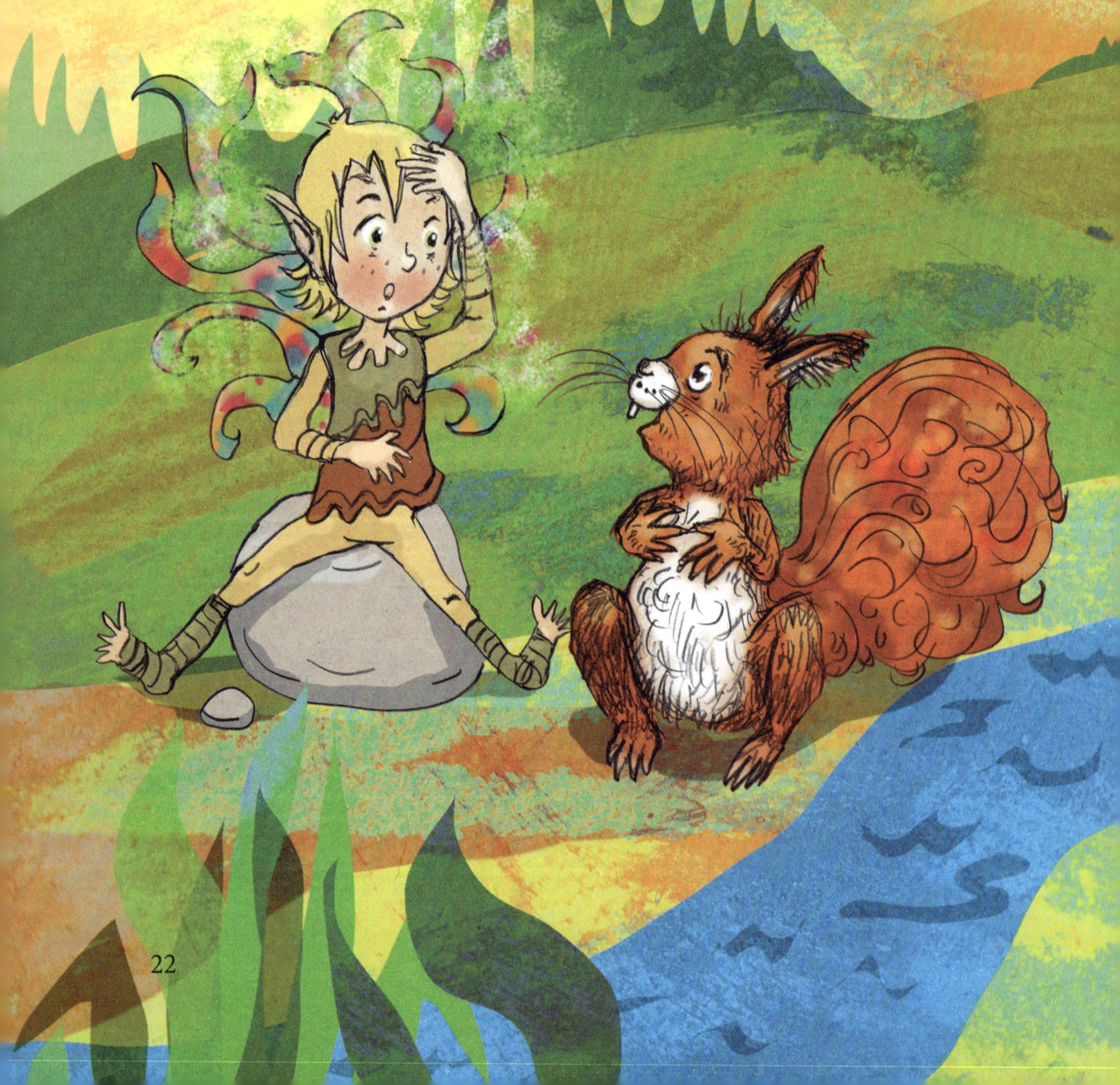

»OH NEIN!«, stößt Fuchs erschrocken aus.

»Warum glauben plötzlich alle, dass sie zaubern können?« Der kleine Waldelf stampft verärgert mit dem Fuß auf. »Du kannst dir doch selbst einen Nussvorrat sammeln. Dazu braucht es nun wirklich keine Zauberei!«

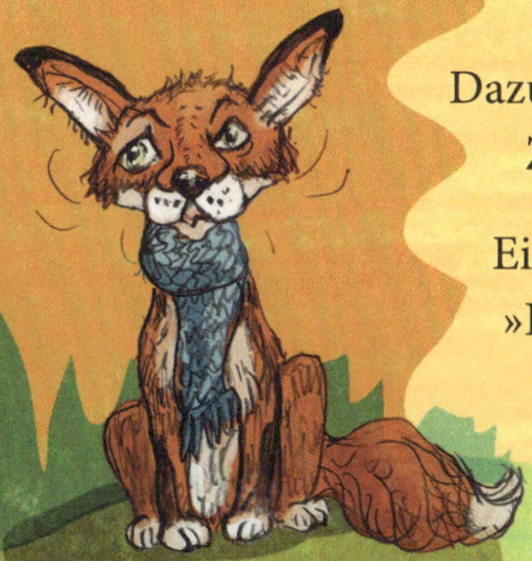

Eichhörnchens Gesicht läuft knallrot an. »Ich …, ich …!«

Sie verstummt, als sie Lokis strengen Blick sieht.

»Aber …! Dann ist ja dein Dingsdabums gar nicht kaputt!«, fällt ihr plötzlich erleichtert auf.

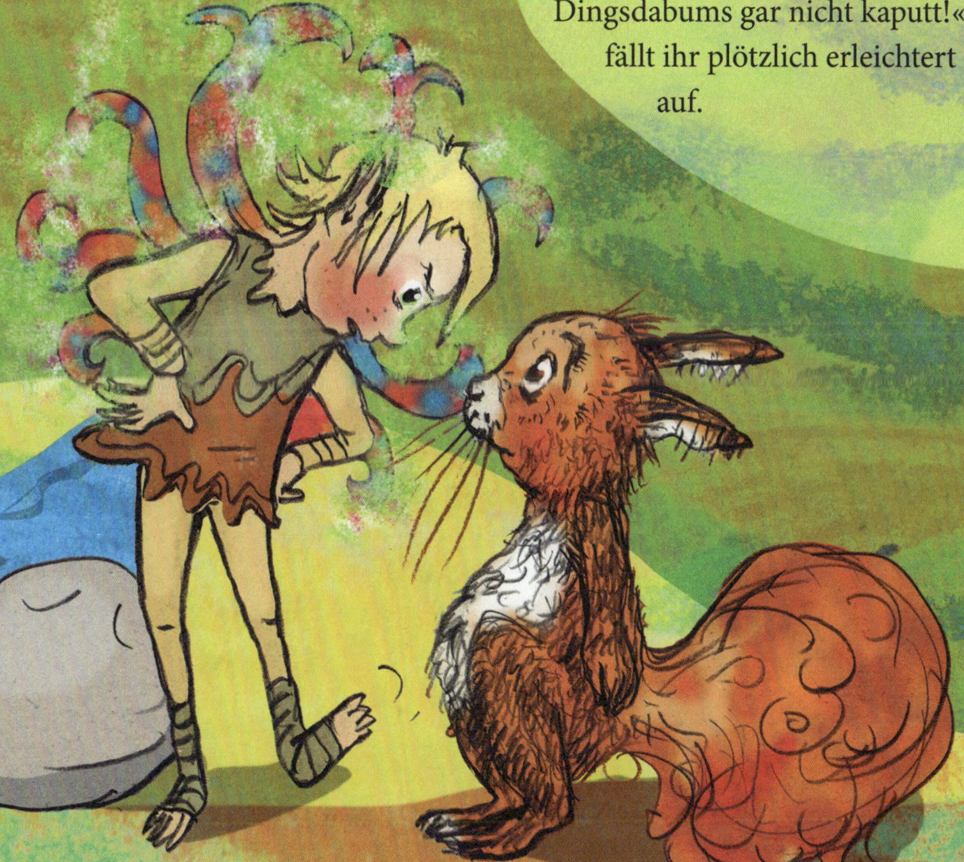

»Aber wo ist mein Zauberstab?«, fragt Loki ungeduldig. Sein Herz beginnt zu rasen. Ich habe so die Nase voll von Tieren, die versuchen zu zaubern!, denkt er verzweifelt. **STOPP**, ermahnt er sich selbst.

Diese Gedanken bringen dich jetzt nicht weiter. Er macht drei tiefe Atemzüge. **ER ATMET EIN UND WIEDER AUS ...**, ein und wieder aus … und ein und wieder aus … Das tut gut, bemerkt Loki. Sein Herzschlag beruhigt sich langsam.

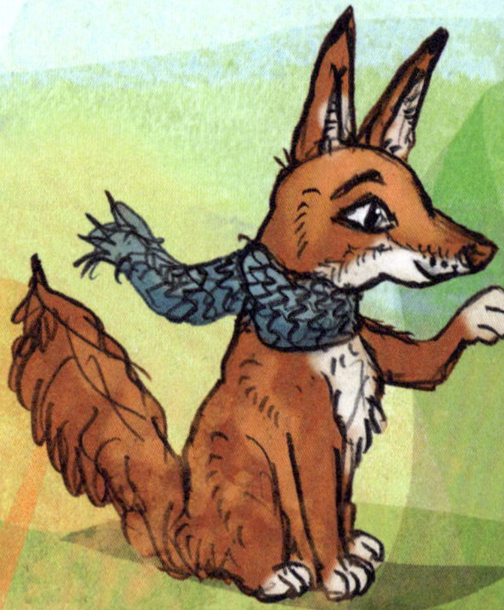

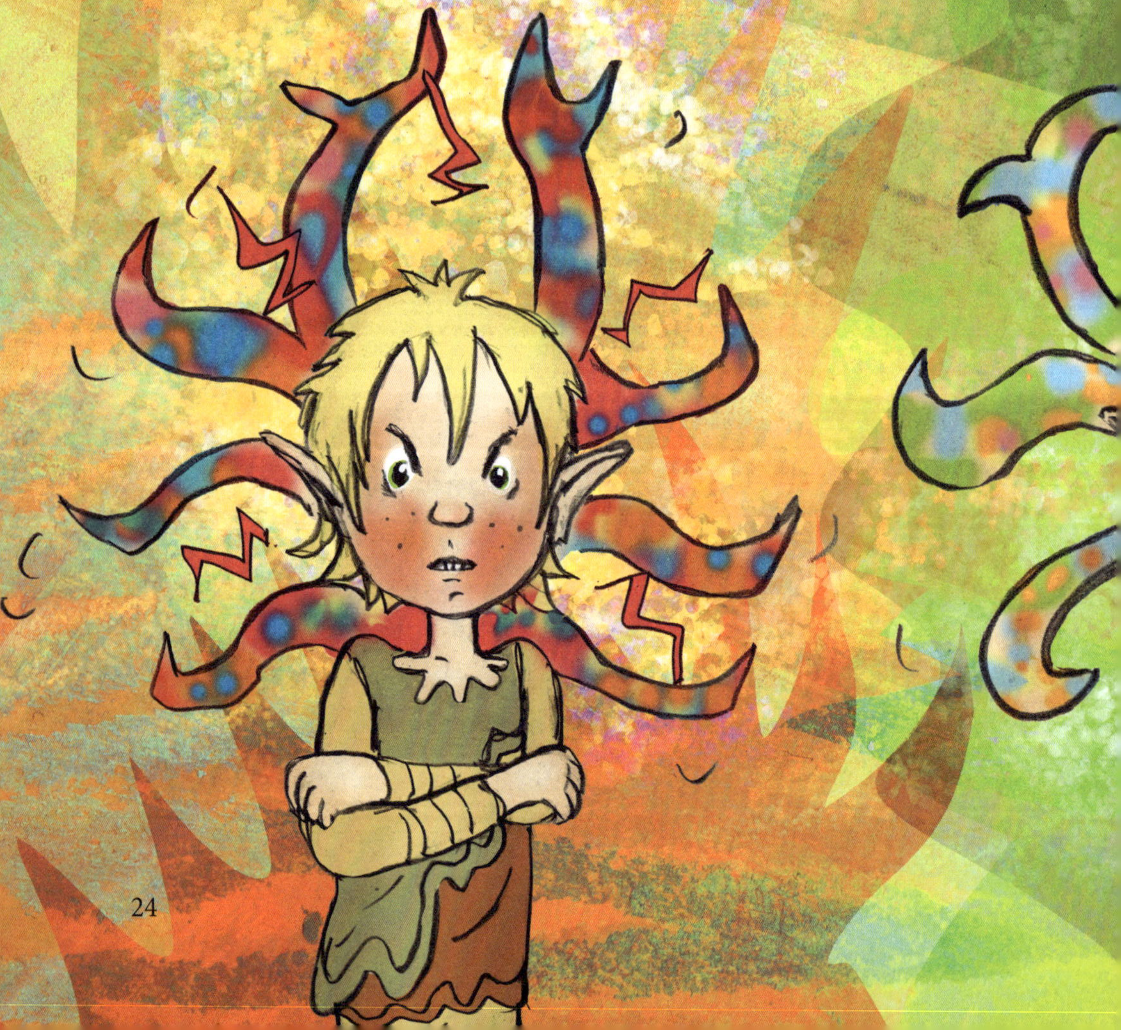

»Dein Zauberstab ist ganz in der Nähe. Ich bringe dich hin!« Eichhörnchen hat es nun eilig. Sie möchte es wiedergutmachen. »Entschuldige, Loki! Es tut mir leid!«

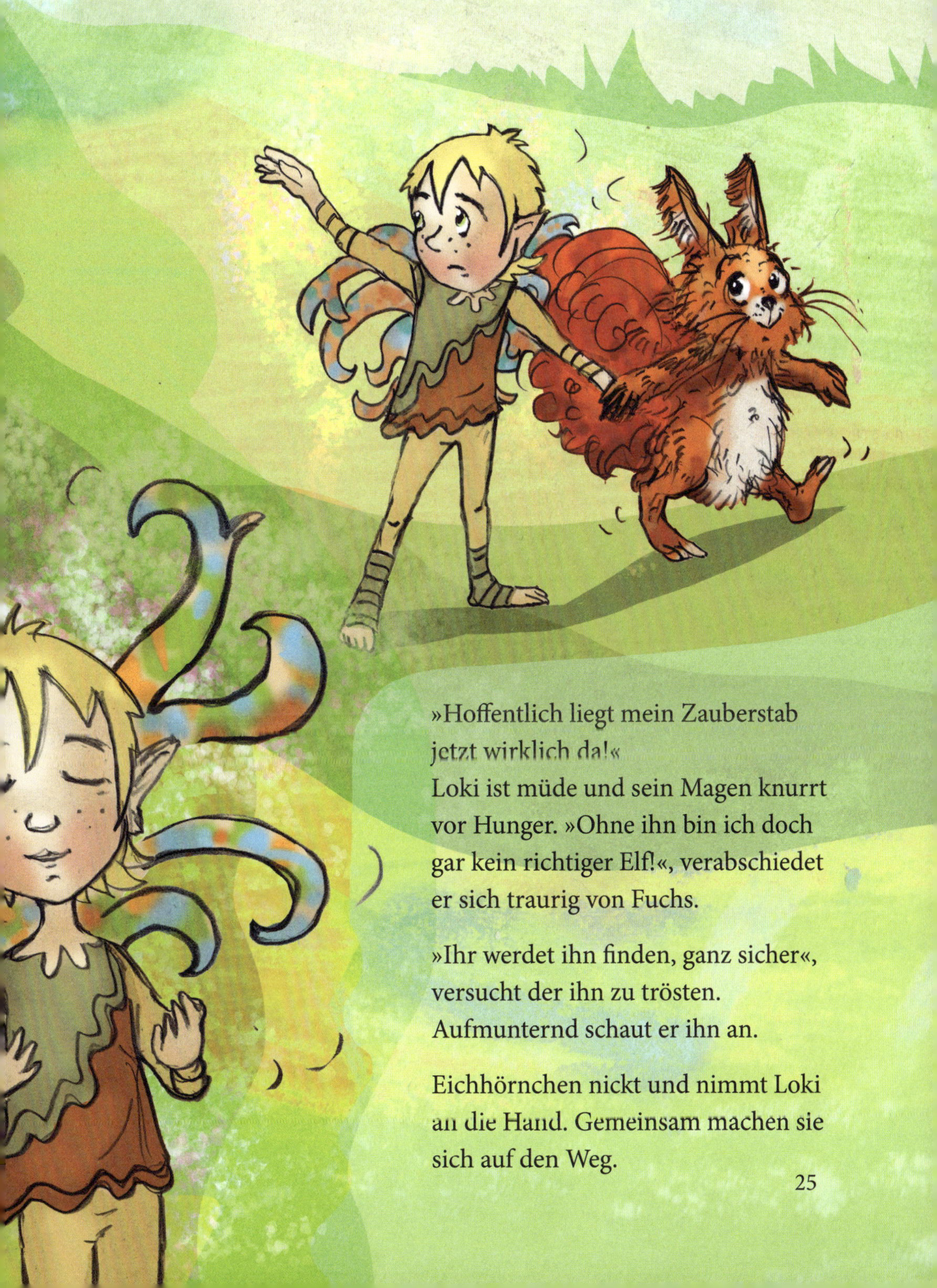

»Hoffentlich liegt mein Zauberstab jetzt wirklich da!« Loki ist müde und sein Magen knurrt vor Hunger. »Ohne ihn bin ich doch gar kein richtiger Elf!«, verabschiedet er sich traurig von Fuchs.

»Ihr werdet ihn finden, ganz sicher«, versucht der ihn zu trösten. Aufmunternd schaut er ihn an.

Eichhörnchen nickt und nimmt Loki an die Hand. Gemeinsam machen sie sich auf den Weg.

Eichhörnchen und Loki sind ratlos. Sie haben
unter jeden einzelnen Grashalm geschaut.
Sie können den Zauberstab einfach nicht finden.
Der kleine Elf rauft sich verzweifelt die Haare.

»Ich verstehe das nicht!« Eichhörnchen
schnüffelt hektisch den Boden ab.
Das ist ihr nun alles ziemlich peinlich.

Da kommt Buntspecht angeflogen.
»Ihr seht aus, als ob ihr etwas sucht!«,
stellt er neugierig fest.

Er ist froh über die Ablenkung,
denn vom Klopfen am Baum
ist ihm schon ganz schummrig.

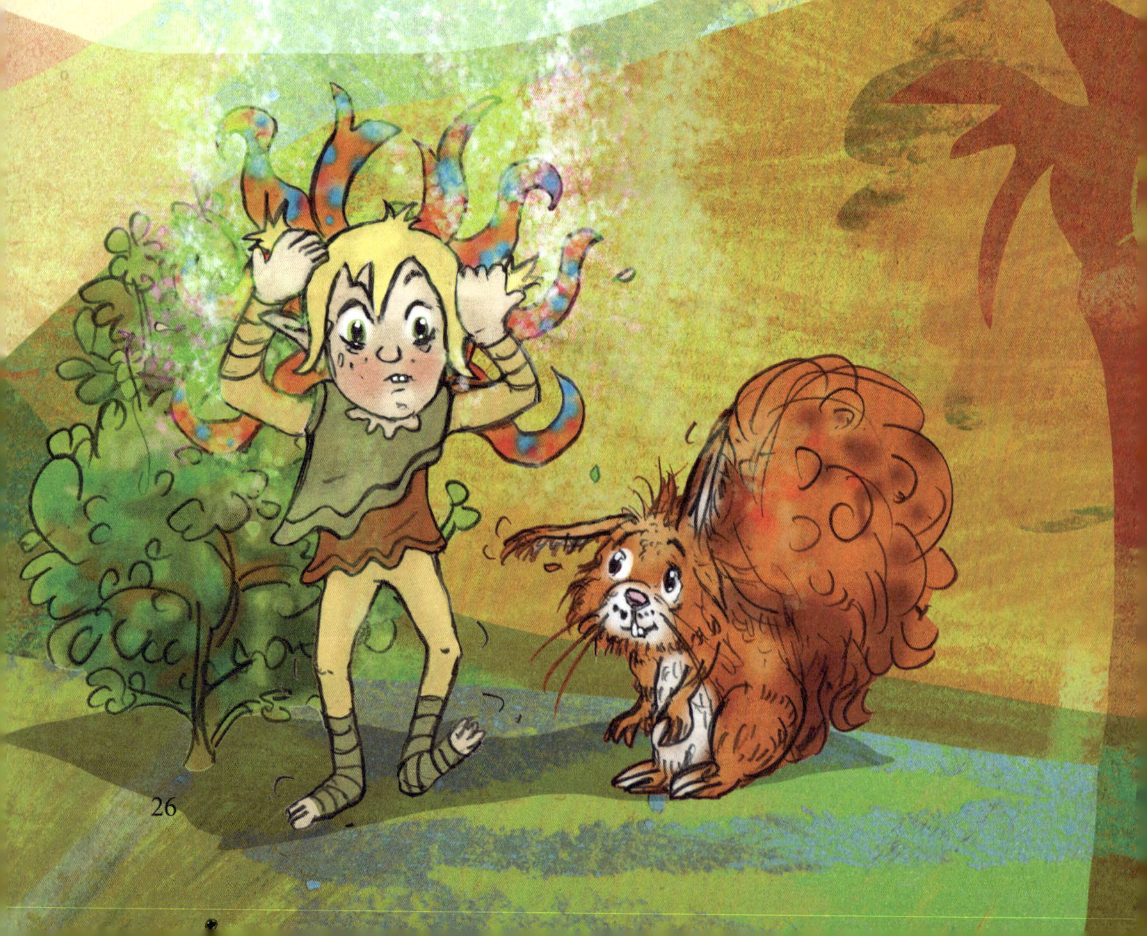

»Wir suchen Lokis Zauberstab!«, antwortet Eichhörnchen. »Hast du ihn vielleicht gesehen?«

»Was wollt ihr denn mit dem doofen Ast?«, fragt Buntspecht überrascht. »Ich wollte mir damit ein Loch in den Baum zaubern. Vom vielen Klopfen mit dem Schnabel habe ich schon Kopfweh!«

Wutschnaubend unterbricht ihn Loki. »Mein Zauberstab ist kein Ast! Und sag mir jetzt bloß nicht, dass er kaputt ist!«, warnt er Buntspecht. »Ich kann es nicht mehr hören!« Er hält sich die Ohren zu.

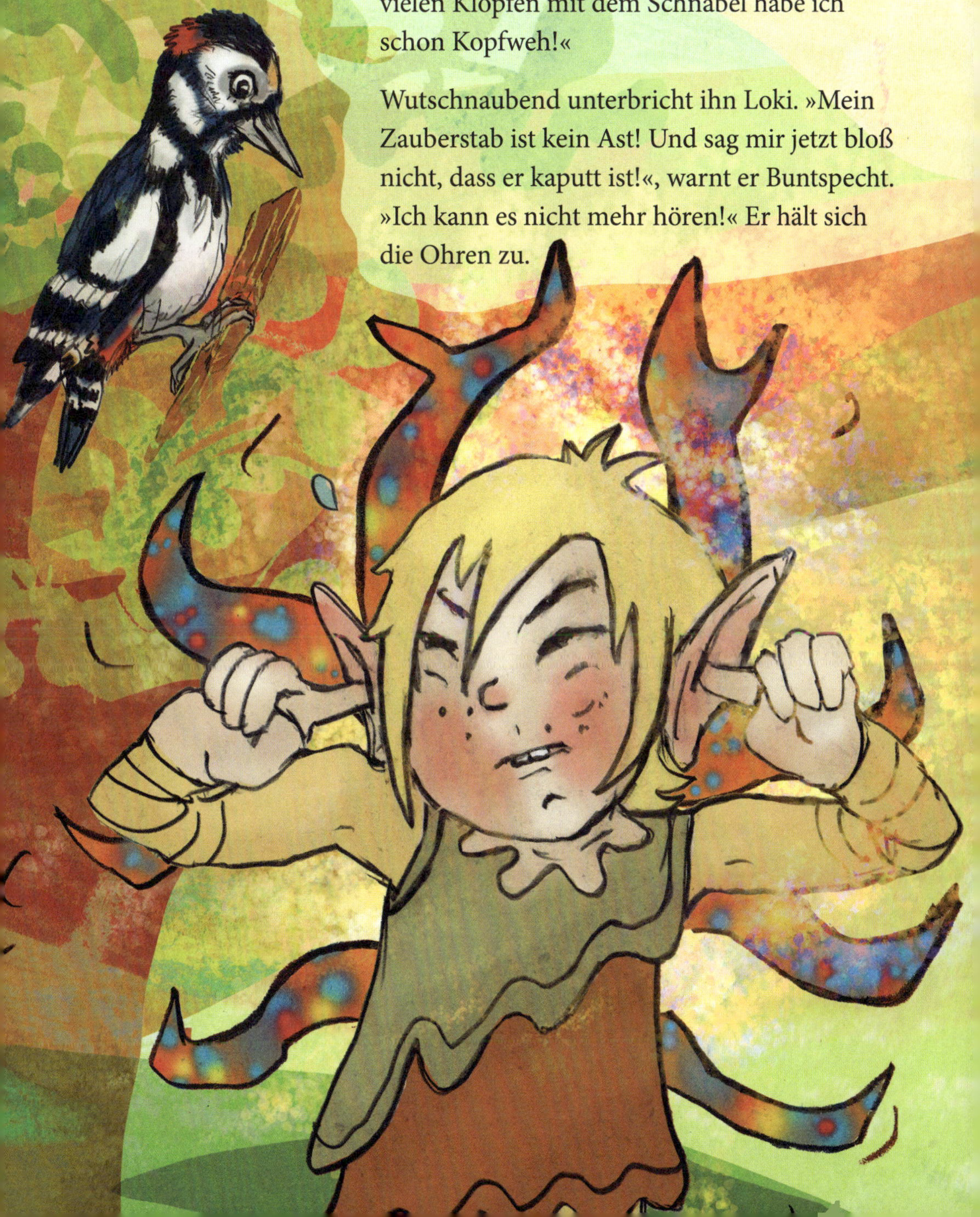

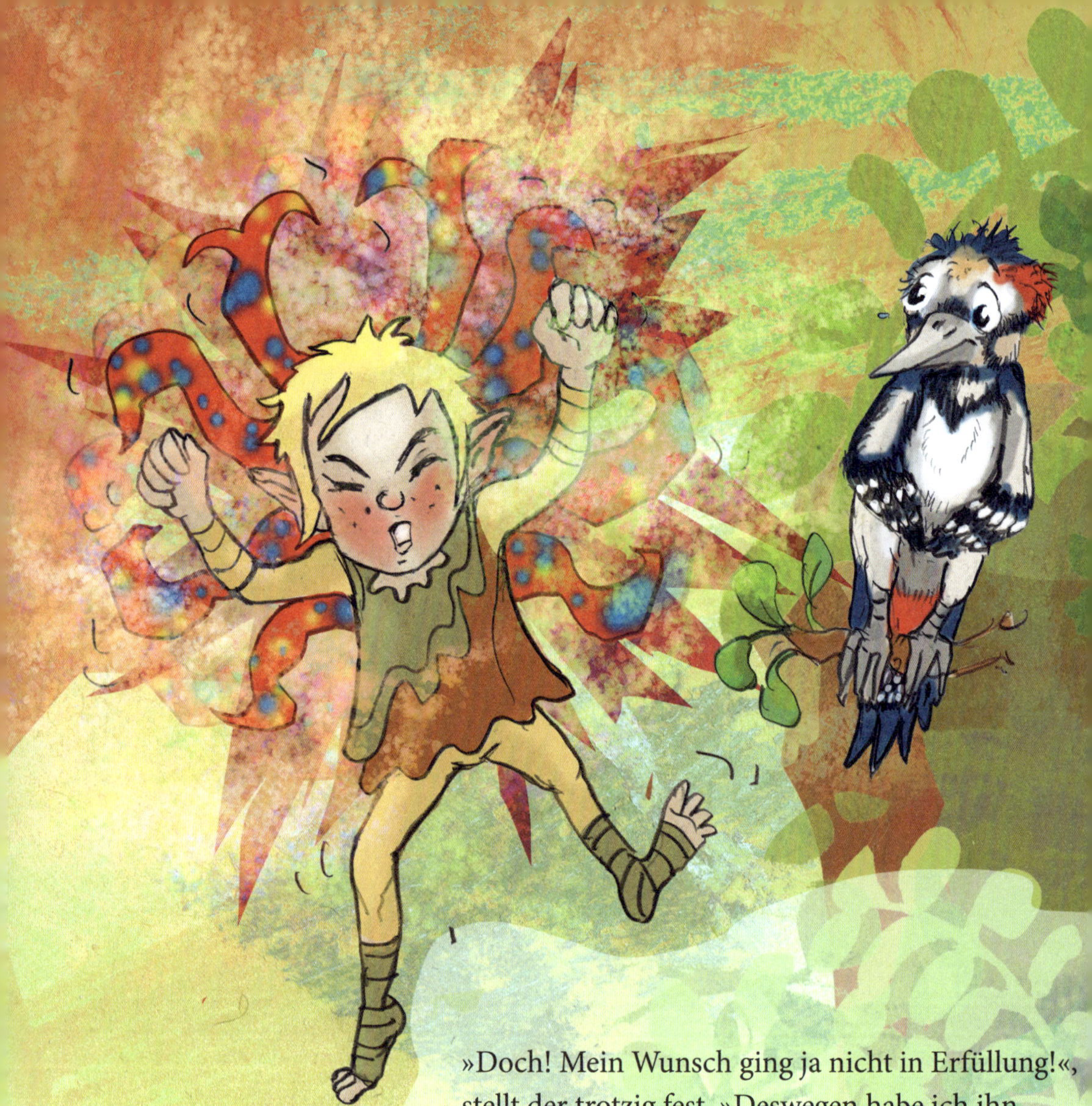

»Doch! Mein Wunsch ging ja nicht in Erfüllung!«, stellt der trotzig fest. »Deswegen habe ich ihn auch weggeworfen!«

Zornig steigt Loki in die Luft. »Mein Zauberstab ist nicht kaputt. Ich will ihn wieder zurückhaben! WO IST ER?« Seine Flügel schlagen wild aufeinander. Er fliegt im Zickzack, so aufgeregt ist er.

Buntspecht zuckt zusammen. Fragend schaut er Eichhörnchen an.

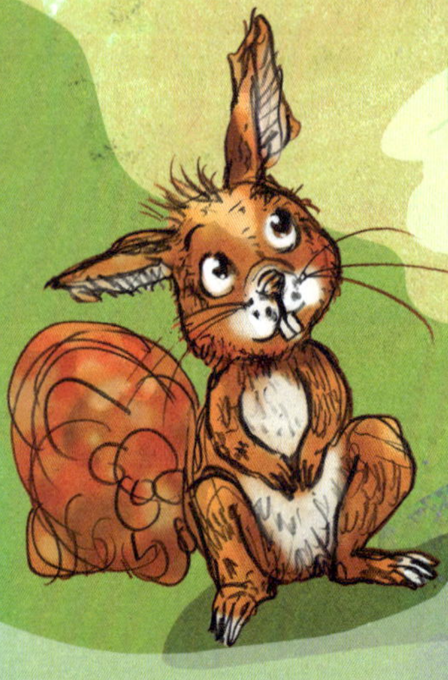

»Es gehen nur die Wünsche in Erfüllung, die nicht für einen selbst bestimmt sind«, erklärt sie ihm.

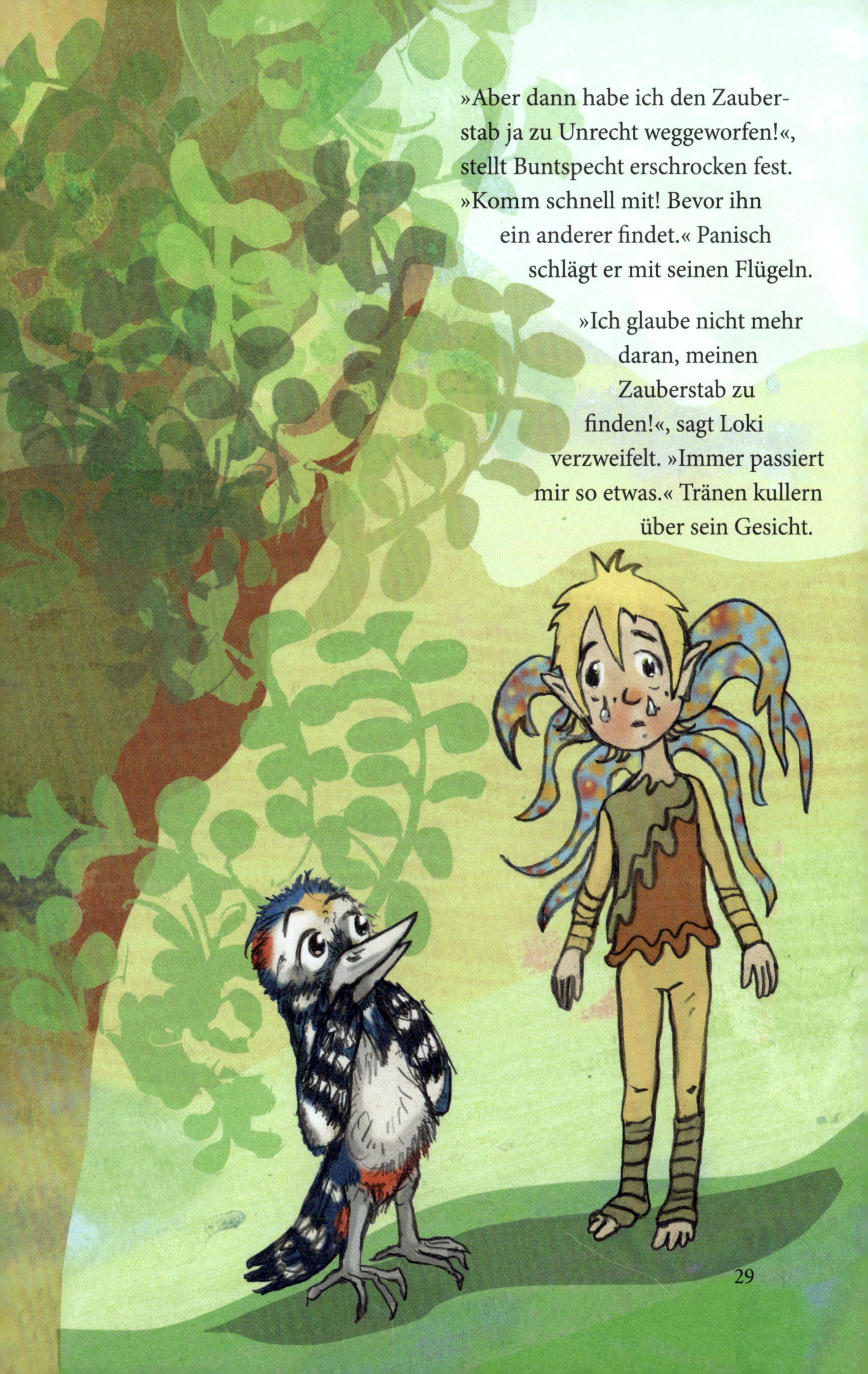

»Aber dann habe ich den Zauberstab ja zu Unrecht weggeworfen!«, stellt Buntspecht erschrocken fest. »Komm schnell mit! Bevor ihn ein anderer findet.« Panisch schlägt er mit seinen Flügeln.

»Ich glaube nicht mehr daran, meinen Zauberstab zu finden!«, sagt Loki verzweifelt. »Immer passiert mir so etwas.« Tränen kullern über sein Gesicht.

Warum habe ich nicht besser auf ihn aufgepasst?
Ich bin ja selbst schuld, macht er sich Vorwürfe.
Sein Gedankenkarussell dreht sich immer schneller …

HALT!, unterbricht sich Loki selbst.
Das hilft dir nicht weiter!, stellt er entschlossen fest.
Er beginnt, seine **HÄNDE ZU FÄUSTEN ZU BALLEN.**
Ganz fest!

Loki versucht, sich nur darauf zu konzentrieren.
Als er sie schließlich langsam wieder öffnet,
strömt wohlige Wärme in seine Hände.

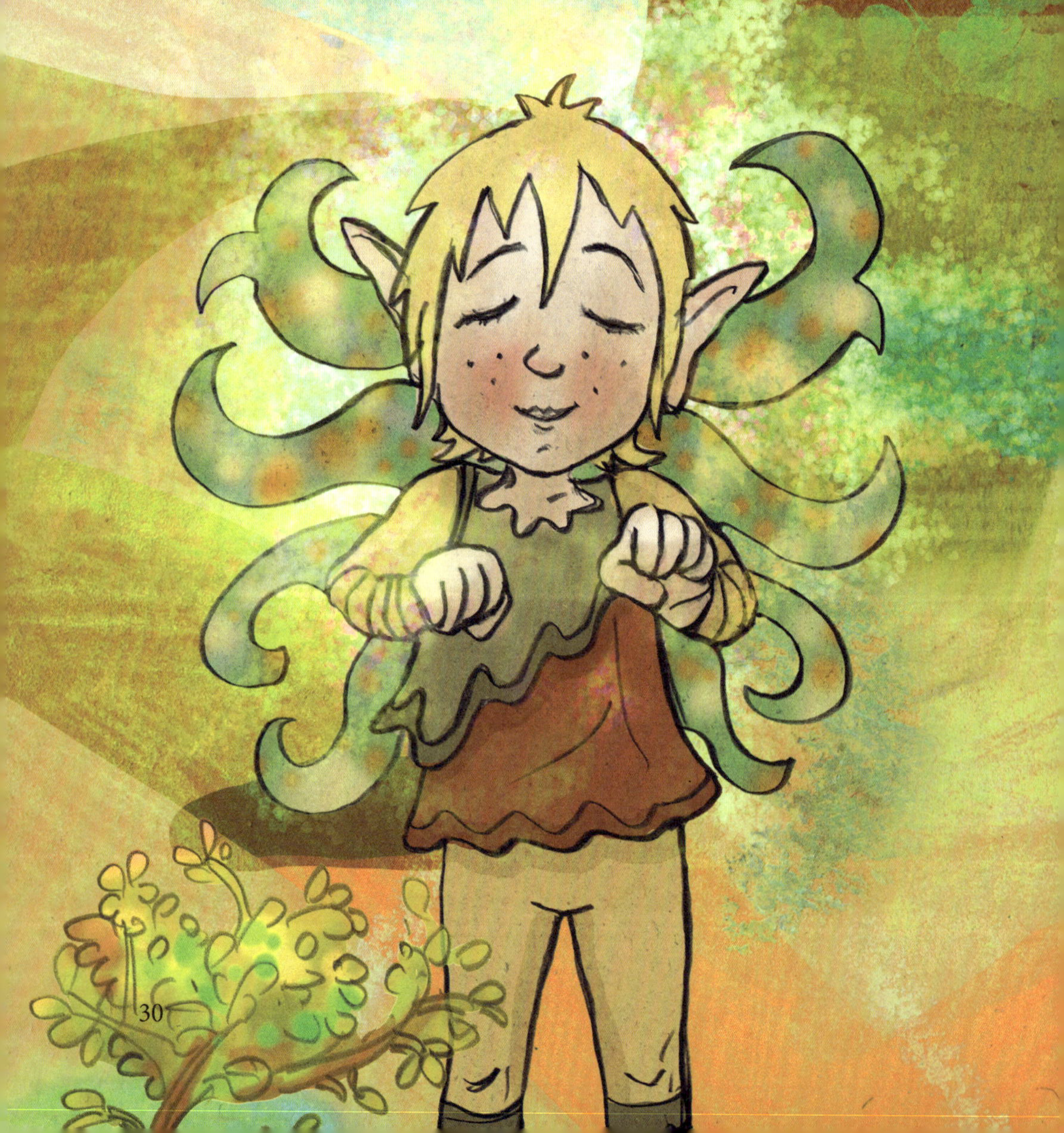

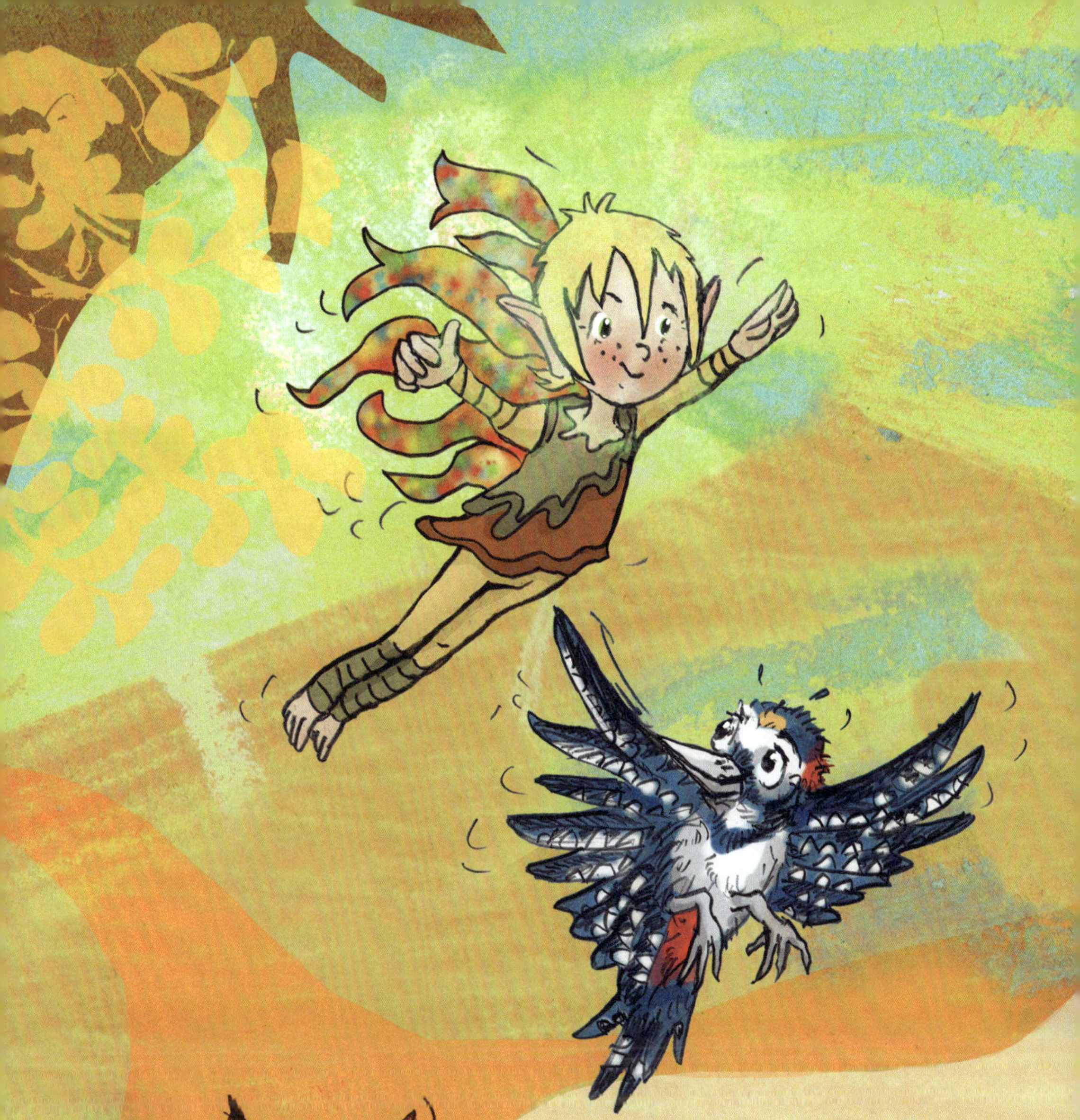

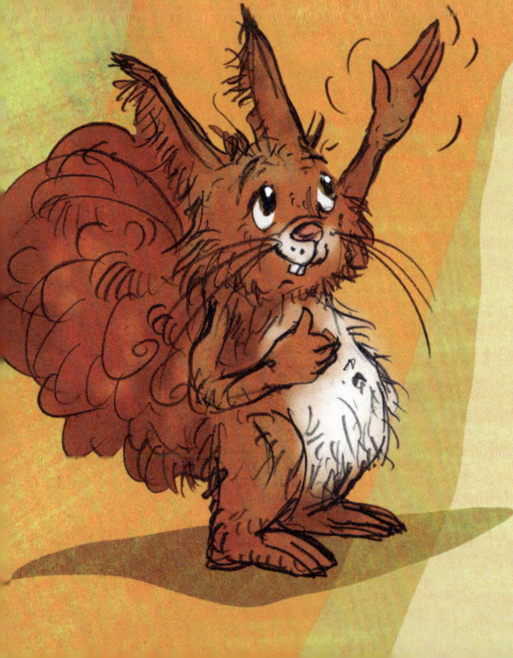

Noch immer versucht er, sich nur darauf zu konzentrieren. Langsam sortieren sich seine Gedanken. Er kann wieder klarer denken.

Ich finde meinen Zauberstab! **ICH SCHAFFE DAS!**, macht sich Loki selbst Mut. Dann schaut er zu Buntspecht: »Ich bin bereit!«

»Gib nicht auf, kleiner Waldelf!«, ermutigt ihn Eichhörnchen zum Abschied. Buntspecht und Loki steigen in die Luft.

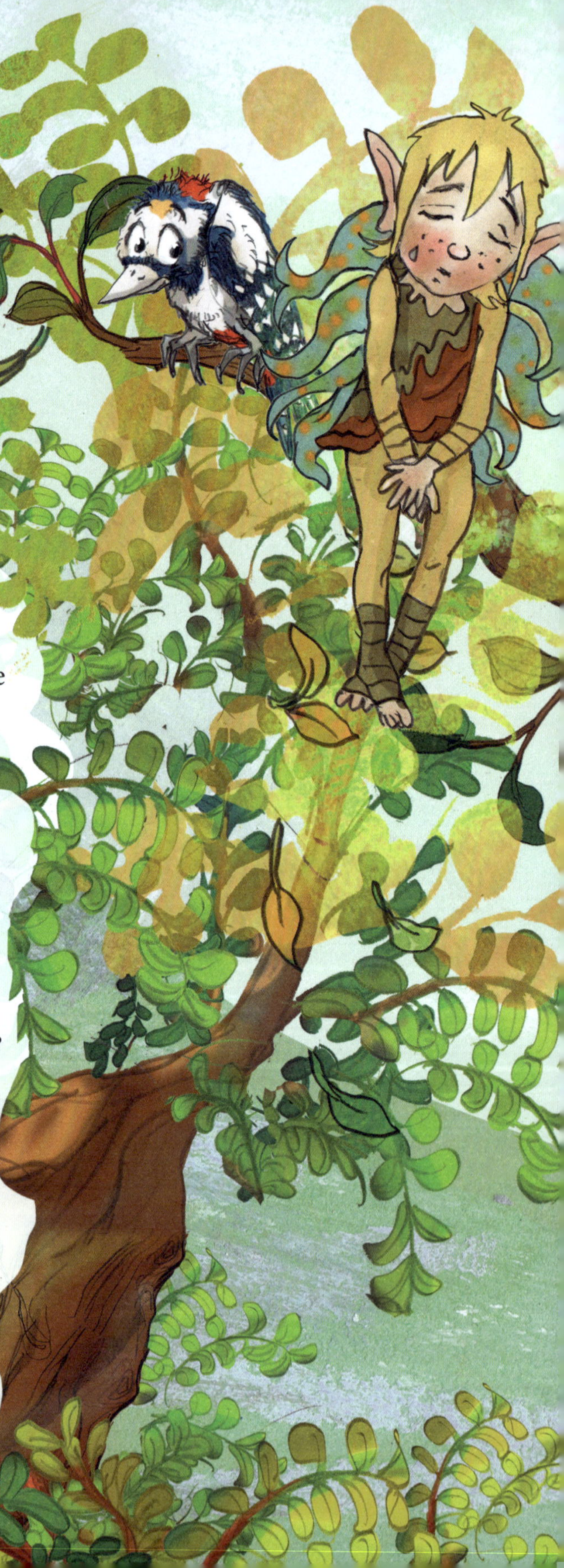

Buntspecht und Loki sitzen hoch oben in einem Baum. Von hier aus haben sie eine gute Sicht. Aber vom Zauberstab ist nirgends etwas zu sehen.

»Ich verstehe das nicht! Er muss doch hier irgendwo liegen!« Buntspecht verzieht seinen Schnabel.

»Wenn ich meinen Zauberstab jemals wieder zurückbekomme, lasse ich ihn nie nie wieder aus den Augen. Das verspreche ich!«, schluchzt Loki verzweifelt. Er will schon aufgeben, als er von weitem Rufe hört: »Loki?! Loki?!«

Der kleine Waldelf und Buntspecht fliegen zu Boden.

Plötzlich steht Bär aufgeregt vor ihnen.

»Seht mal, was ich gefunden habe!«, Bär wedelt mit seinen Armen.

Loki und Buntspecht trauen ihren Augen nicht. Bär hält den Zauberstab in seinen Tatzen.

»Mein Zauberstab!«, klatscht Loki begeistert in die Hände. Er steigt in die Luft und kreist fröhlich um Bärs Kopf. »Danke, danke, danke!«, ruft er überglücklich. »Wo hast du ihn gefunden?«

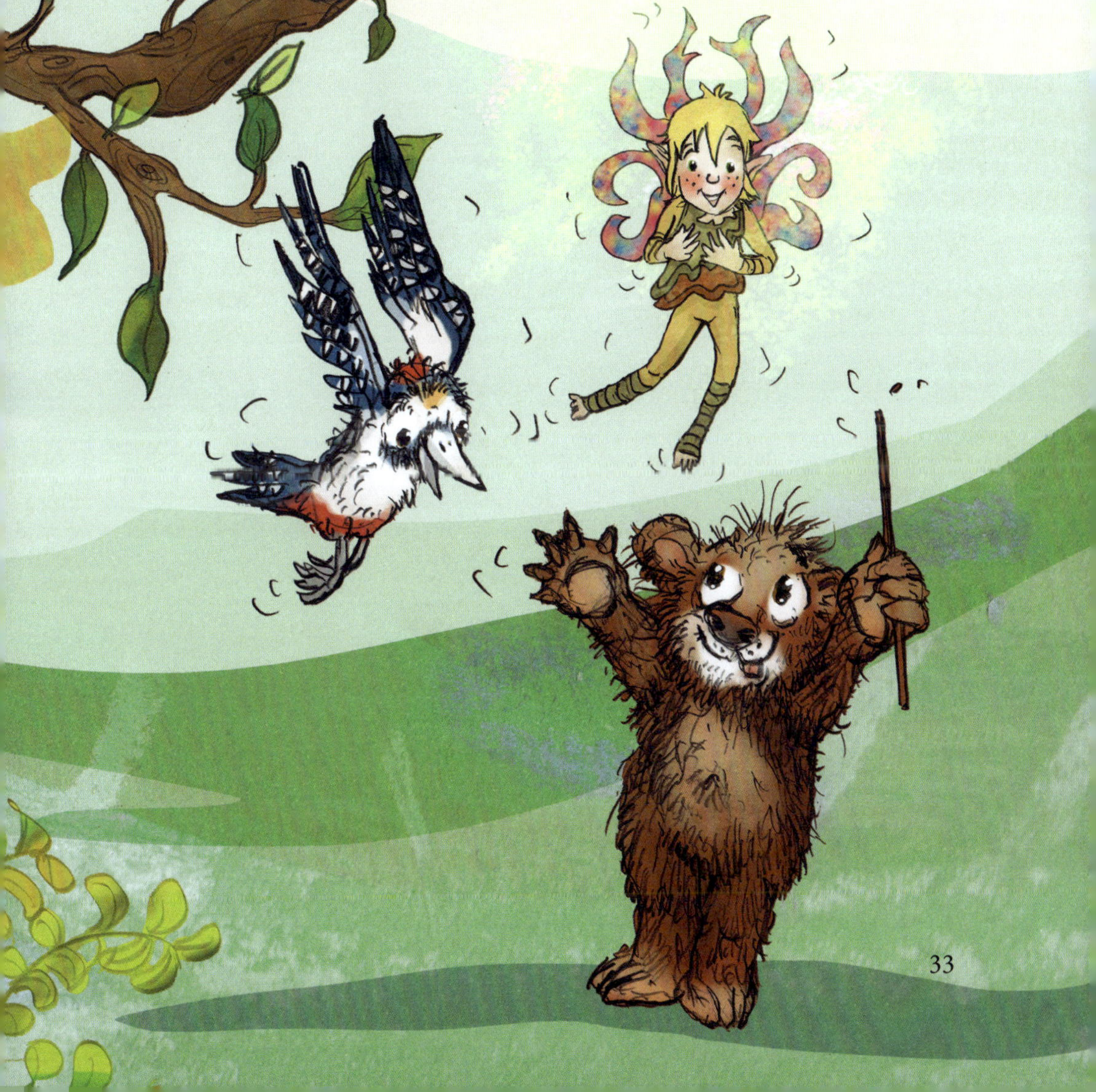

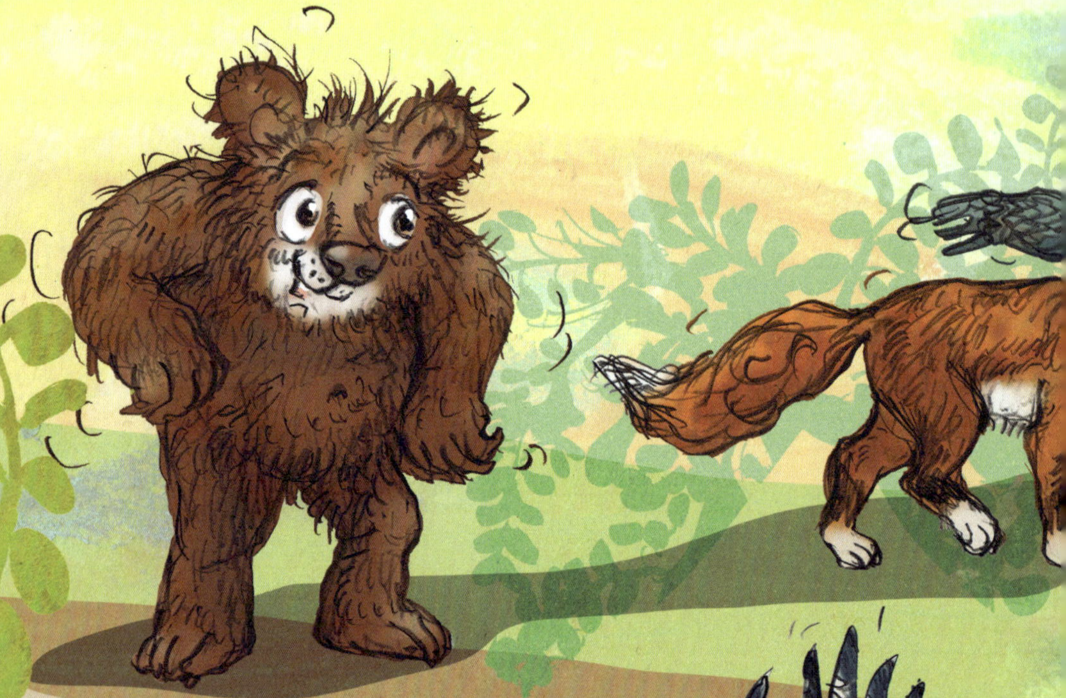

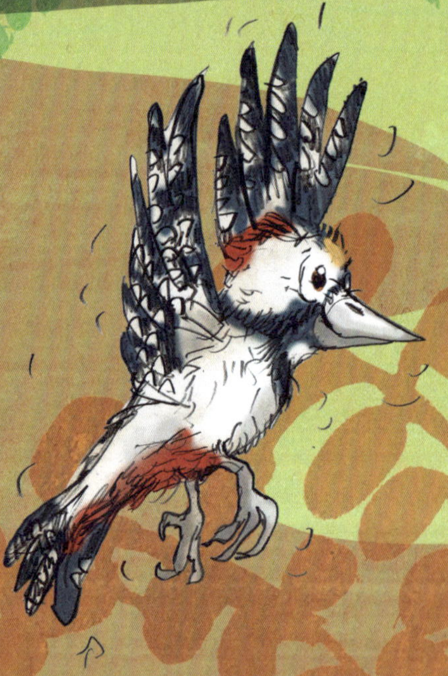

»Ich habe ihn auf dem Weg zu Fuchs entdeckt!«, berichtet Bär stolz. »Ich wollte ihm helfen, seinen Bau zu vergrößern. Er tat mir vorhin so leid, weil er so erkältet war. Mit meinen großen Tatzen buddele ich doch blitzschnell ein paar neue Gänge für ihn.«

Er macht rudernde Bewegungen mit seinen Armen. »Aber Fuchs war unterwegs zu Eichhörnchen. Er hat noch einen Vorrat an Nüssen zu Hause und will sie ihr schenken. Die Suche alleine ist wirklich sehr anstrengend.«

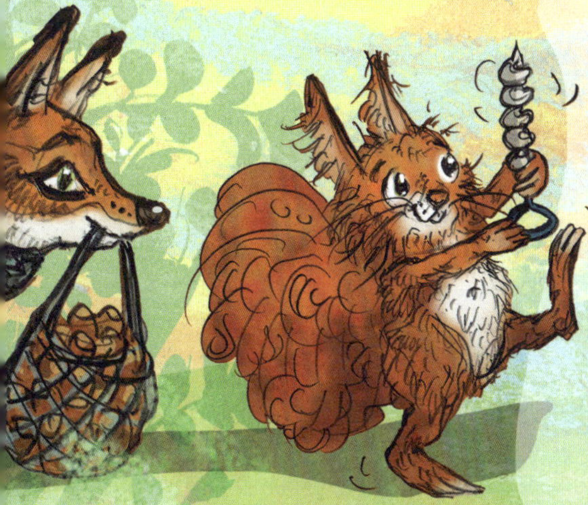

Bär schaut Loki und Buntspecht an. »Aber Eichhörnchen ist nicht zu Hause. Sie ist auf dem Weg zu dir.« Bär holt tief Luft. »Eichhörnchen will dir nämlich helfen, ein Loch in den Baumstamm zu bohren. Damit du keine Kopfschmerzen mehr hast.«

Er lächelt Buntspecht an. Loki und Buntspecht sind sprachlos. Gerührt schauen sie Bär an. Alle Tiere helfen einander. Dafür braucht es keine Zauberei. Niemand ist mehr allein. Genau so soll es sein!

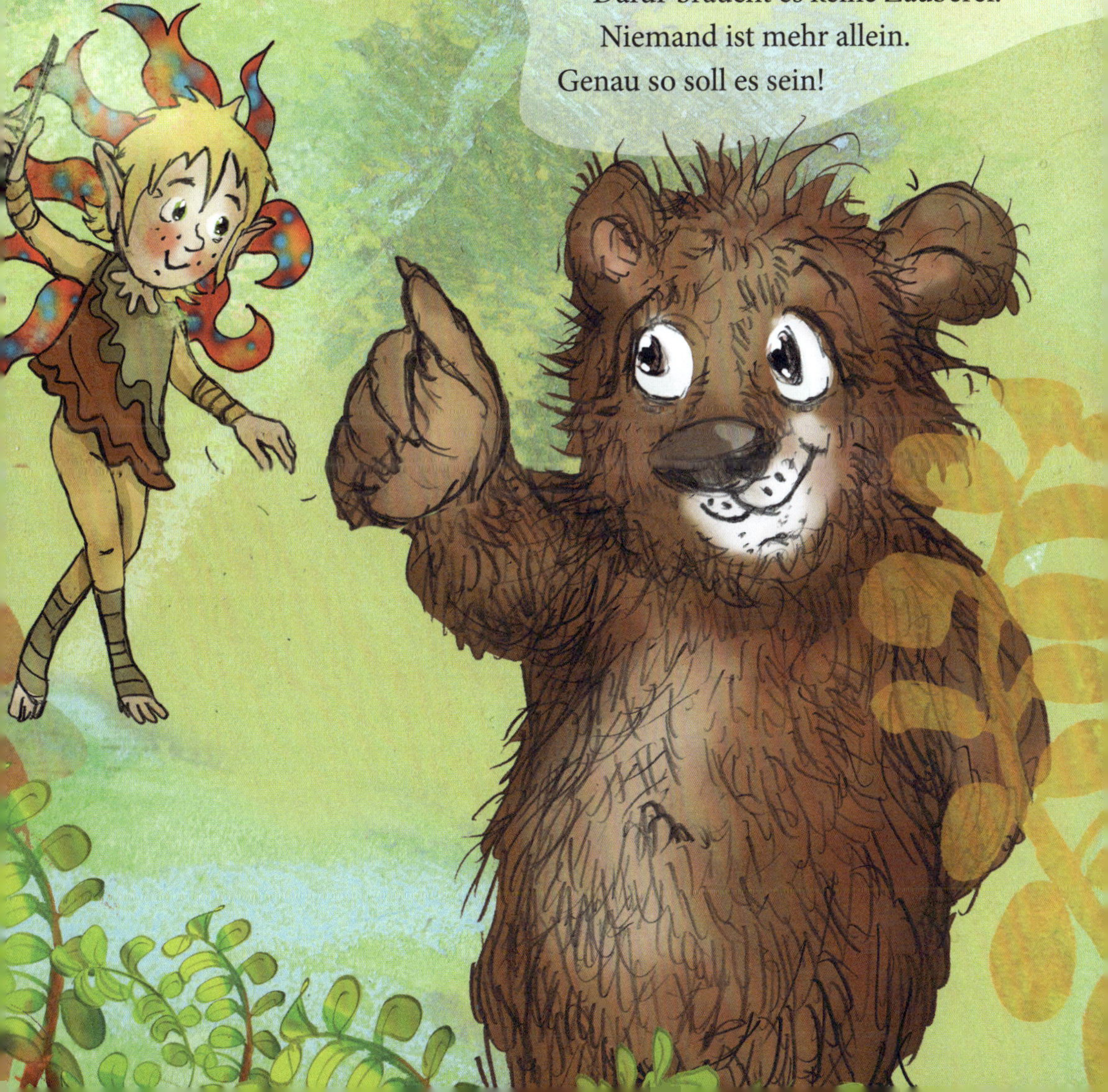

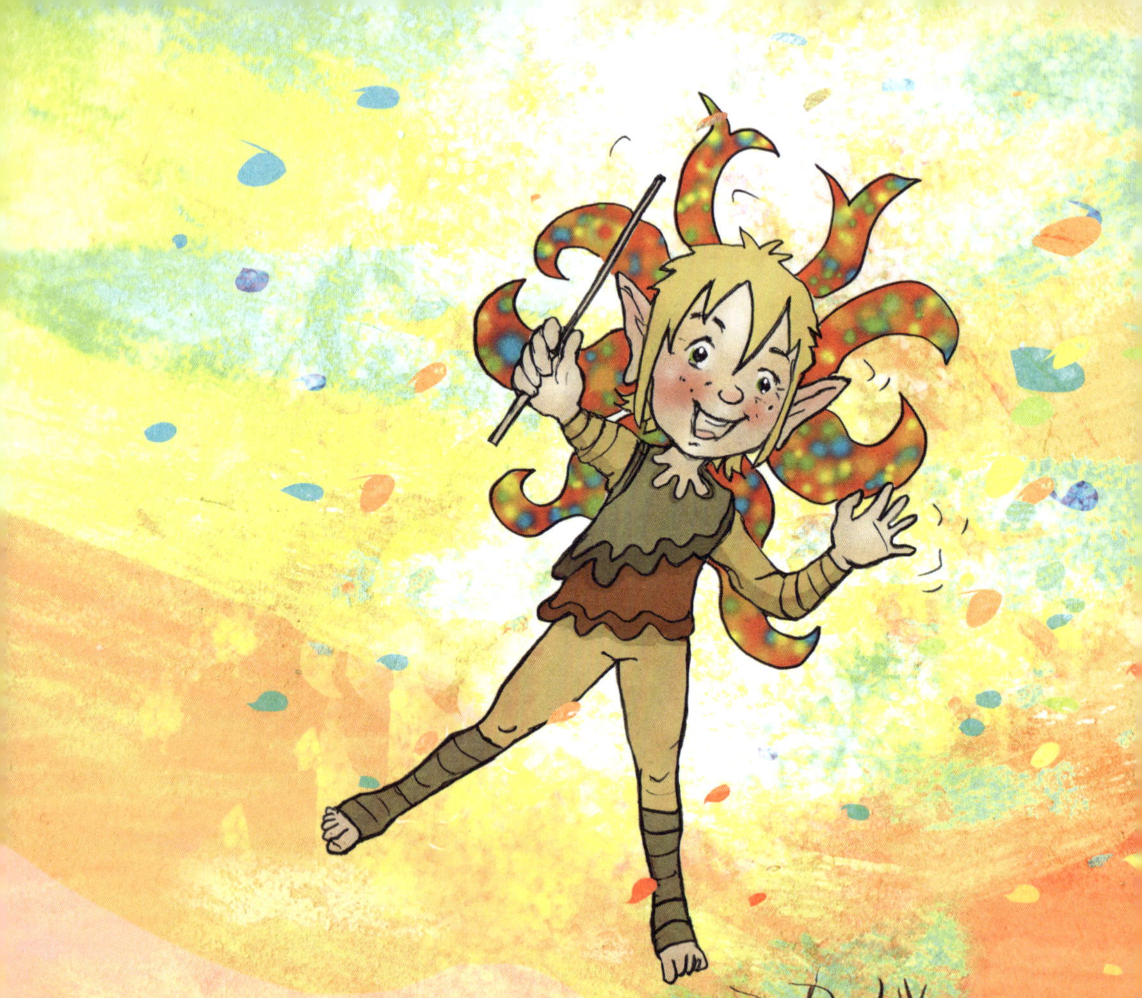

»Und du, Bär?«, fragt Buntspecht plötzlich neugierig. »Hattest du dir denn auch etwas gewünscht?«

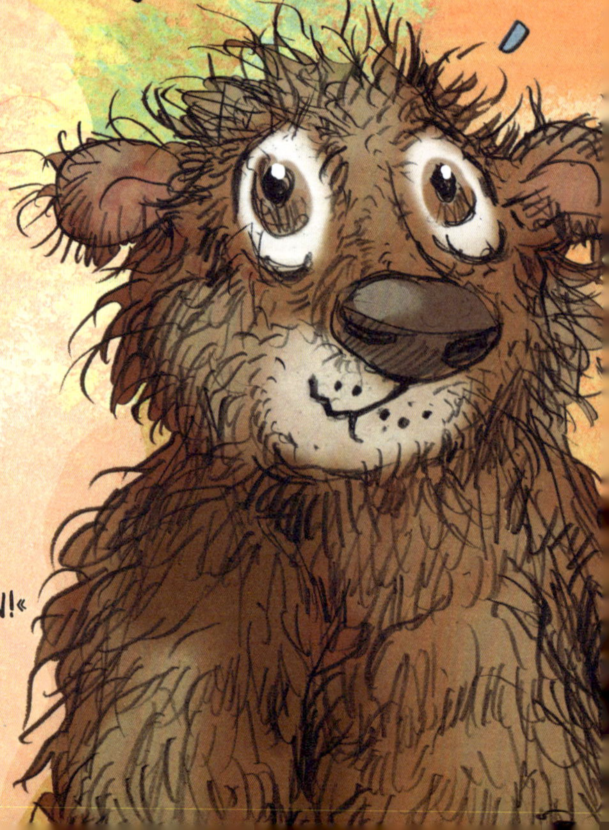

Doch bevor Bär etwas sagen kann, kommt ihm Loki zuvor. Der kleine Waldelf wirbelt mit seinem Zauberstab wild umher. Dabei zischt es und Funken sprühen.

»RUMPELPUMPEL, BÄRENGRÜTZE,
ELFENSTAUB KOMMT AUS DER SPITZE,
KRÖTENSCHLEIM UND KATZENZEHEN,
DEIN WUNSCH SOLL IN ERFÜLLUNG GEHEN!«

Dann steigt eine Wolke aus goldenem Elfenstaub in die Luft. Buntspecht, der auf einem Ast sitzt, wird davon eingenebelt. Er muss niesen. »Hatschii!«

Doch Bär schaut Loki mit leuchtenden Augen an. Denn nun hält er ein riesiges Glas Honig in seinen Tatzen.

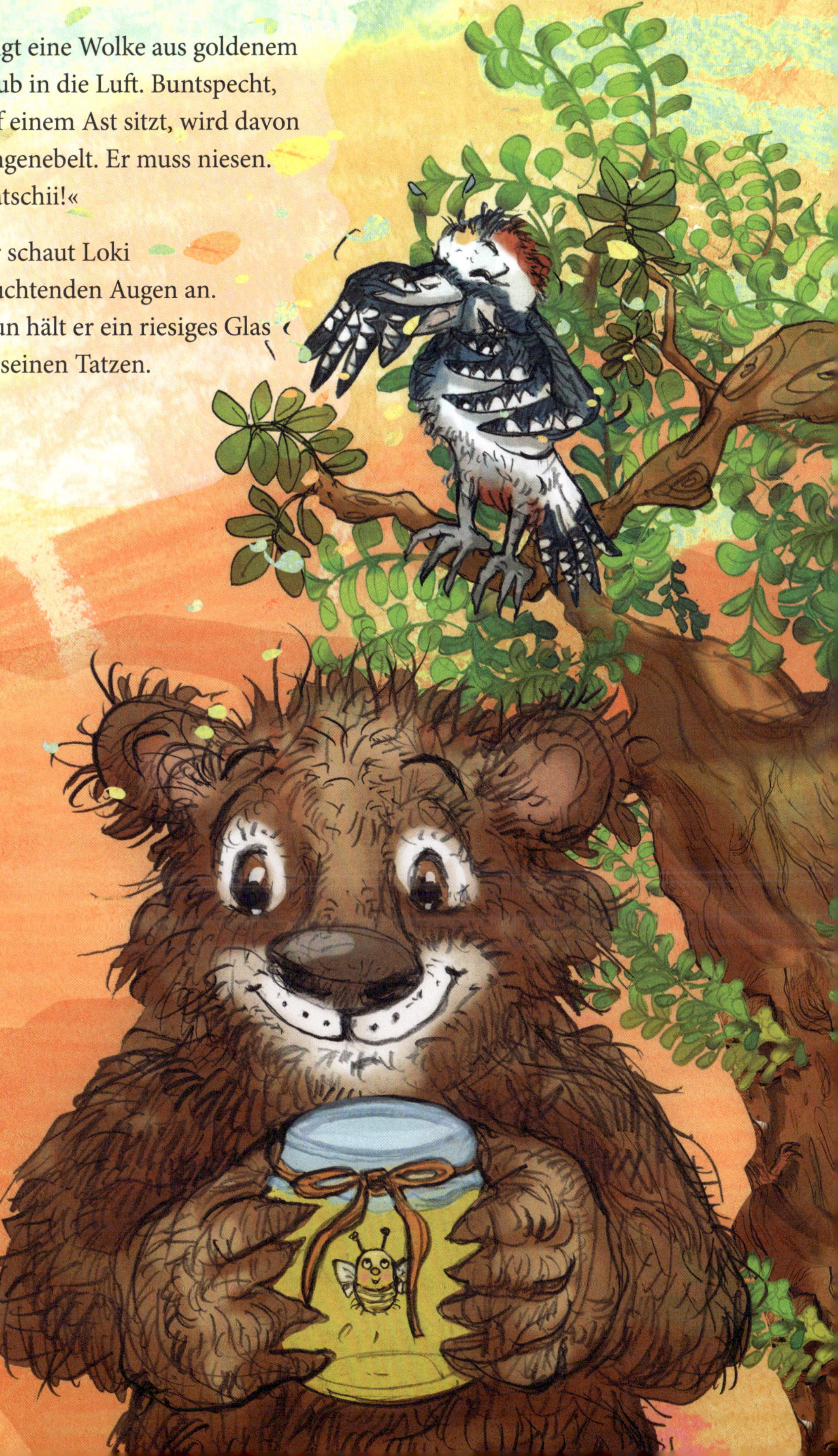

WALDELF LOKI

II Kindererklärteil:
Lokis schlaue Elfentipps für gefühlvolle und achtsame Kinder

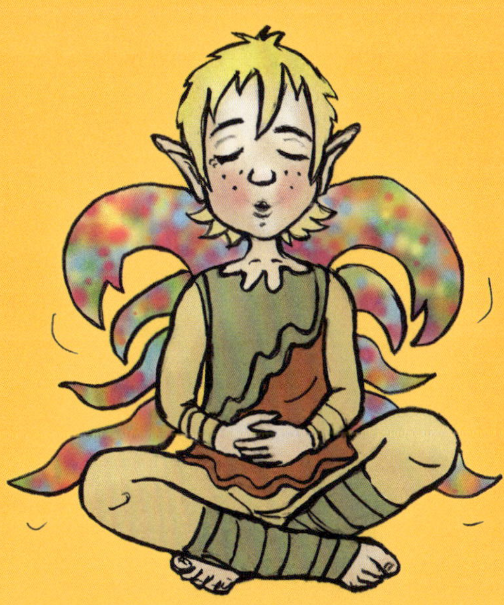

HALLO,

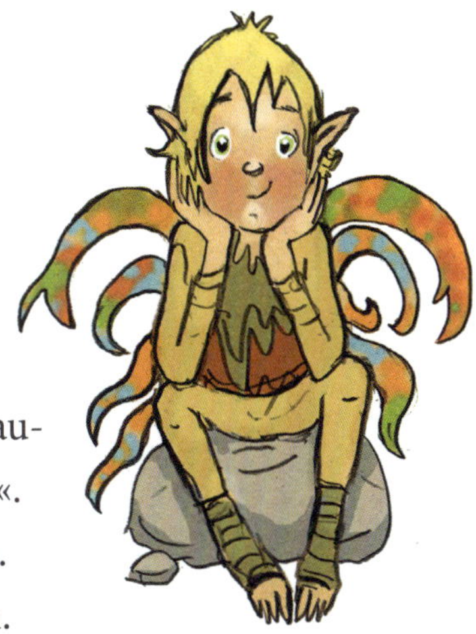

ich heiße Loki und bin ein Waldelf. Ich gehe in die Zauberschule und lerne dort zaubern. Loki bedeutet übersetzt »der Luftige«. Mein Name trifft ziemlich gut auf mich zu. Denn als Waldelf kann ich nämlich fliegen. Aber manchmal steige ich auch aus anderen Gründen in die Luft. Das passiert, wenn ich mich ärgere oder wenn ich mich über etwas ganz besonders freue. Dann geht es mit mir durch und ich hebe vom Boden ab.

Früher habe ich mich oft so sehr über mich oder andere geärgert, dass ich Streit bekommen, etwas kaputt gemacht oder ganz laut geschrien habe. Danach hatte ich ein schlechtes Gewissen. Am liebsten hätte ich dann alles wieder rückgängig gemacht, aber das geht ja leider nicht.

Manchmal habe ich mich aber auch so sehr über etwas gefreut, dass ich vor lauter Glück nur noch Quatsch in der Luft gemacht und kein Ende mehr gefunden habe. Dabei habe ich mir auch schon einmal weh getan, weil ich irgendwo unachtsam dagegen geflogen bin. Oder aber meine Eltern wollten, dass ich aufhöre, und ich habe einfach nicht auf sie gehört. Dann gab es plötzlich Ärger, obwohl ich eigentlich vorher glücklich war.

KOMMT DIR DAS BEKANNT VOR?

Meine Eltern und die Zauberschule haben mir geholfen, mich besser zu verstehen. Die Zauberschule der Elfen ist etwas ganz Besonderes. Wir sprechen »elfisch«, alle sitzen auf Baumstämmen und unsere Tafel besteht aus riesengroßen Blättern. In unserer Schule lernt man das Allerwichtigste fürs Elfenleben: Wie es einem gelingt, besser mit den eigenen Gefühlen umzugehen. Dadurch habe ich weniger Streit, fühle mich wohler und komme in schwierigen Situationen besser zurecht.

Als erstes lernt man dort, was Gefühle eigentlich sind. Weißt du schon, was Gefühle sind? Ich werde es dir auf den nächsten Seiten erklären.

Jetzt möchte ich dich aber ein bisschen besser kennenlernen! Ich bin total gespannt auf dich. Kannst du mir etwas über dich erzählen? Dafür möchte ich dir ein Arbeitsblatt ans Herz legen. Du findest es am Ende
AB 1 dieses Buches unter dem Titel **Mein Steckbrief**. Du kannst darauf malen, es bunt machen oder einfach deine Antworten hineinschreiben! Ich habe es auch einmal für mich ausgefüllt, damit du siehst, wie es geht.

STECKBRIEF VON LOKI

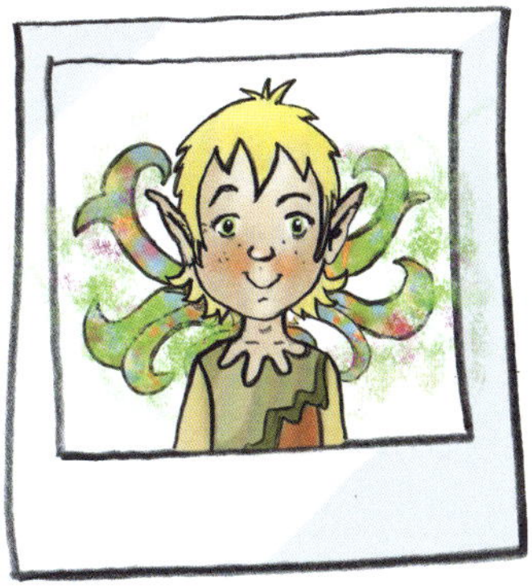

Ich bin 6 Jahre alt.

Ich habe keine Geschwister.

Meine Lieblingsfarbe ist grün.

Mein Lieblingstier ist der Frosch.

Ich gehe in die Zauberschule.

Meine besten Freunde heißen Elsa und Mika.

Besonders gerne spiele ich mit Lego.

Habe ich manchmal mit Erwachsenen oder Kindern Streit?

ja ☒ nein ☐

Worüber freue ich mich?

Wenn meine Oma mit mir Eis essen geht.

Woran erkennt man, dass ich mich freue?

Ich lache und schlage aufgeregt mit meinen Flügeln. Manchmal hebe ich sogar in die Luft ab.

Worüber ärgere ich mich?

Wenn ich meinen Zauberstab verliere und ihn nicht mehr finde.

Woran erkennt man, dass ich sauer bin?

Ich ziehe meine Augenbrauen hoch, stemme die Hände in die Hüfte, stampfe mit dem Fuß auf, werde laut oder gehe vor Wut sogar in die Luft.

Was hilft mir, wenn ich mich ärgere?

Ich versuche, mich auf etwas anderes zu konzentrieren.

Besonders gut kann ich zaubern und fliegen.

LOKIS ERSTES ELFENGEHEIMNIS:

GEFÜHLE KANN MAN SPÜREN, SEHEN UND HÖREN

Jetzt möchte ich mein Versprechen einlösen und dich in die Elfengeheimnisse über die Gefühle einweihen. Du, ich, wir alle haben Gefühle. Manche fühlen sich gut und manche fühlen sich schlecht für uns an. Es gibt viele verschiedene Gefühle. Welche Gefühle kennst du von dir? Gibt es Gefühle, die du häufiger oder seltener erlebst?

....

....

In der Geschichte waren meine Waldtierfreunde und ich in einem richtigen Gefühlskarussell unterwegs.

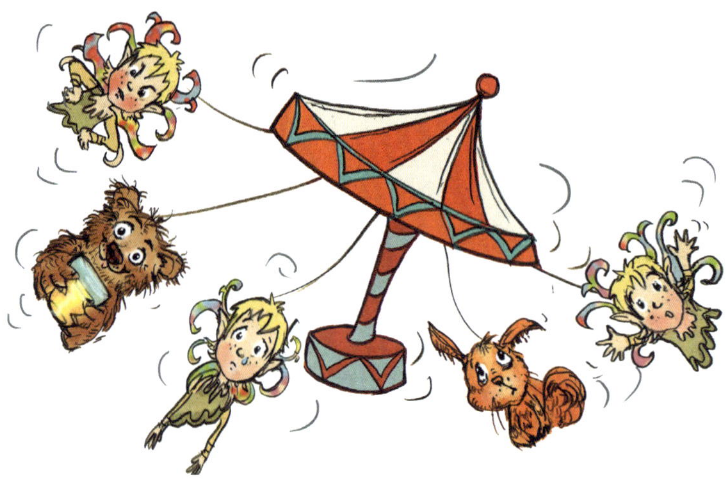

Vielleicht hast du gesehen, wie traurig ich war, als ich dachte, ich würde meinen Zauberstab nie wieder finden, oder wie Bär sich gefreut hat, als er ein Glas Honig in seinen Tatzen hielt. Am Gesichts- und Körperausdruck kann man häufig Gefühle erkennen. Wenn wir uns ärgern, ziehen wir zum Beispiel die Augenbrauen zusammen.

Manchmal ballen wir die Hände zu Fäusten oder stemmen sie in die Hüften. Manche von uns stampfen auch mal wütend mit dem Fuß auf. Wenn ich mich ärgere, dann spüre ich oft ein Grummeln in meinem Bauch. Manchmal wird mein Kopf ganz heiß und ich bekomme rote Flecken. So sehe ich aus, wenn ich wütend bin:

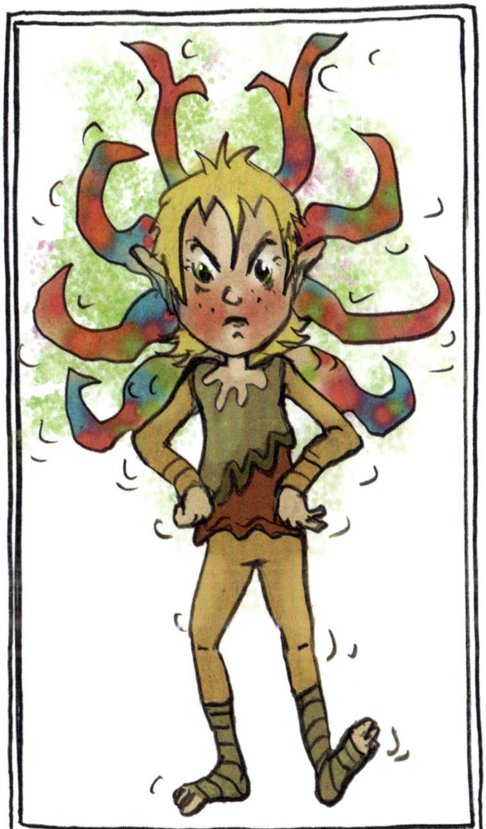

Wie siehst du denn aus, wenn du ärgerlich bist? Wo spürst du das in deinem Körper? Male das einmal auf dem Arbeitsblatt **Gefühlskunst: Wie siehst du aus, wenn du ärgerlich bist?** in den Umriss von mir hinein. Du kannst alle möglichen Farben verwenden. Lass deiner Fantasie freien Lauf, ich bin gespannt auf deine Gefühlskunst! Wenn du magst, kannst du natürlich auch mehr als nur ein Gefühlskunstbild malen.

AB 2

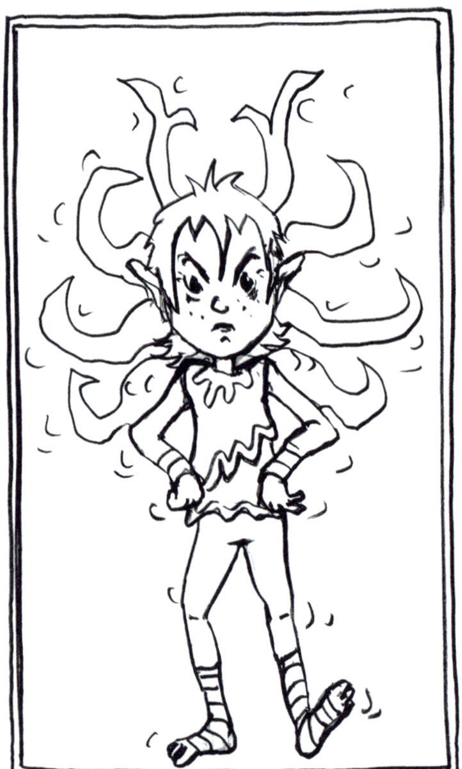

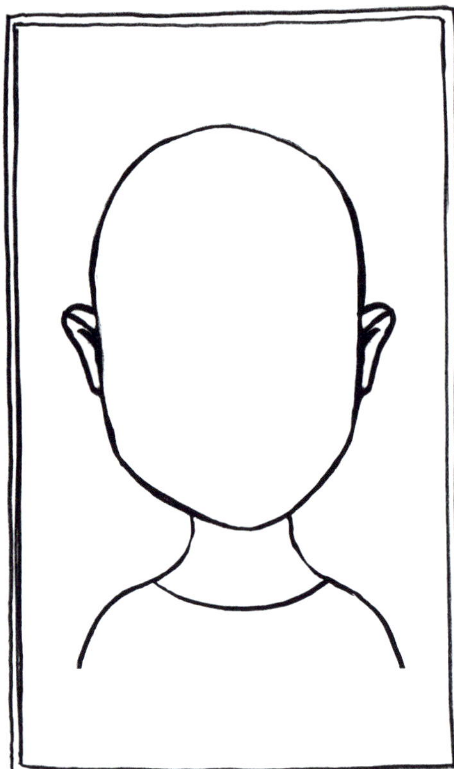

WER HAT DIE GEFÜHLE BESTELLT?

VON MONSTERSCHATTEN UND ELEFANTEN

Inzwischen weiß ich ziemlich genau, was mich ärgerlich, froh oder traurig macht. Aber wofür sind Gefühle eigentlich nützlich? Gefühle helfen uns, Situationen einzuschätzen und zu handeln.

Wenn wir uns beispielsweise fürchten, dann warnt uns unsere **Angst** vor einer möglichen Gefahr. Unser Körper ist angespannt und unser Kopf hellwach. Wir überprüfen oft in Sekundenschnelle, ob wir uns in Sicherheit bringen müssen oder nicht. Manchmal spielt uns unsere Angst aber auch einen Streich. Kennst du die Schatten an der Wand, wenn eine Kerze im Dunkeln flackert? Die sehen manchmal gruselig wie Monster aus, sind aber völlig ungefährlich.

Wenn wir uns ärgern, ziehen wir eine Grenze. Der **Ärger** kann uns dabei helfen, dem anderen zu sagen, dass er uns verletzt hat. Manchmal spielt uns aber auch unser Ärger einen Streich. Da wird dann schnell mal aus einer Mücke ein Elefant.

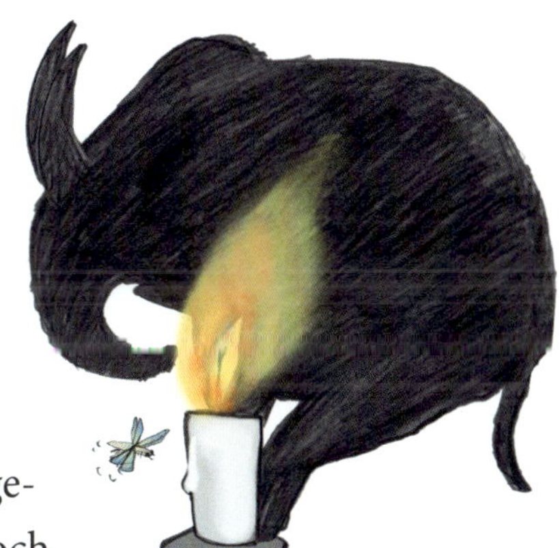

Bei **Freude** wollen wir unser Glück oft mit anderen teilen. Lachen steckt an und gemeinsame Freude fühlt sich meistens noch viel schöner an. Als Bär uns berichtet, dass sich alle Waldtiere gegenseitig helfen möchten, freuen sich Buntspecht und ich sehr darüber. Dieses Glück zu teilen, tut uns nach der langen Suche richtig gut.

Worüber freust du dich?

Erzählst du jemandem davon? Denk einmal darüber nach und schreibe AB 3 es auf dem Arbeitsblatt **Wofür sind Gefühle gut?** auf.

Hast du vor etwas Angst?

Ist das gefährlich oder spielt dir die Angst vielleicht einen Streich? Was hilft dir in der Situation?

Was hat dich schon einmal ärgerlich gemacht?

Wie hast du reagiert?
Hat dir der Ärger geholfen oder vielleicht einen Streich gespielt?

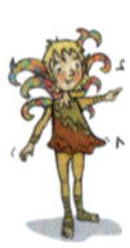

MEIN SCHLAUER ELFENTIPP

Alle Gefühle sind in Ordnung und wir müssen uns für keines schämen. Es ist wichtig, seine Gefühle zu kennen, anzunehmen und auch darüber zu sprechen. Sie geben uns Hinweise, wie wir uns verhalten könnten. Aber auch die anderen können daran erkennen, was uns vielleicht gerade guttun würde. Sie können uns trösten, in Ruhe lassen oder gemeinsam mit uns lachen.

DIE ZAUBERSCHULEN-GEFÜHLSWEISHEIT:

VOM LEISEN FLÜSTERN BIS ZUM LAUTEN BRÜLLEN

Manchmal spürt man Gefühle schwach und manchmal ganz stark. Je stärker sie sich anfühlen, desto schwieriger kann es sein, gut mit ihnen umzugehen.

Als Bär mir erzählt, dass er versucht hat, mit meinem Zauberstab ein Glas Honig für sich herbeizuzaubern, habe ich mich über ihn geärgert. Siehst du: Da stemme ich meine Hände in die Hüften und schaue ihn mit großen Augen an.

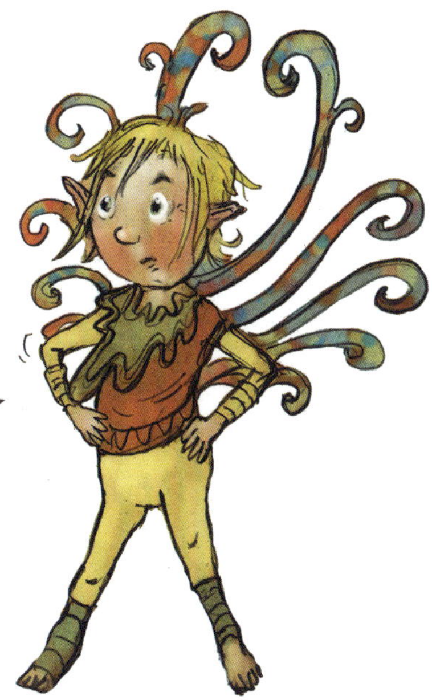

Denn zaubern darf nur, wer in die Elfen-Zauberschule geht. So steht es in unserem Zauberschulbuch.

Mein Ärger lässt aber schnell nach, denn Bär wusste gar nicht, dass er etwas Verbotenes versucht hat. Das Ganze war ihm sehr peinlich. Außerdem hatte ich da noch die Hoffnung, dass wir meinen Zauberstab ganz schnell wiederfinden würden.

Als dann aber auch noch alle anderen Tiere versuchten zu zaubern und meinen Zauberstab danach einfach immer wegwarfen, wurde ich am Ende richtig wütend:

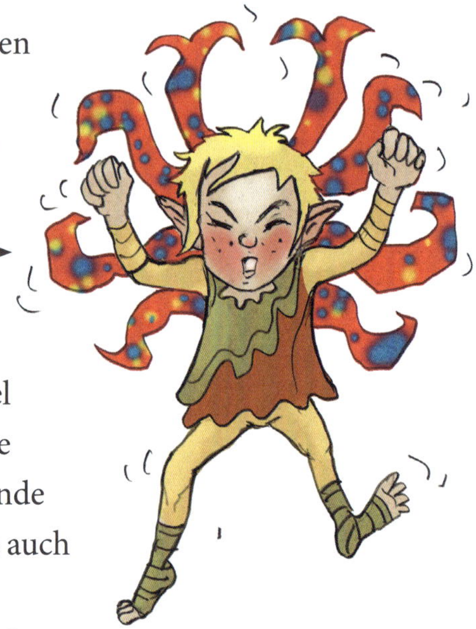

Ich gehe vor Zorn in die Luft, fliege im Zickzack und meine Flügel schlagen wild gegeneinander. Meine Augen werden schmaler, meine Hände sind zu Fäusten geballt. Ich spreche auch nicht mehr ruhig, sondern fordere schreiend meinen Zauberstab zurück.

Ich zeige dir mal auf einem Gefühlsbarometer, wie groß mein Ärger über Bär war und wie stark er dann bei Buntspecht war.

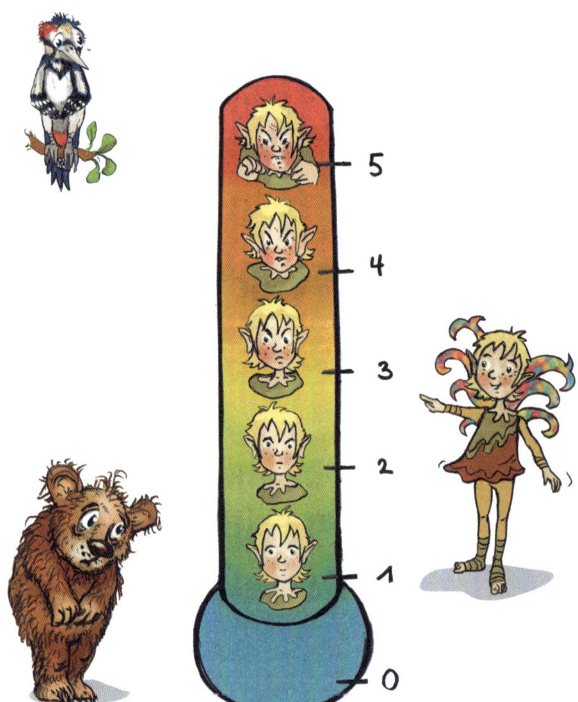

SIEHST DU DEN UNTERSCHIED?

Jetzt bist du dran: Wann warst du das letzte Mal wütend? Wie stark hat sich dein Ärger angefühlt und wo hast du ihn gespürt? Was hast du in dem Moment getan oder hättest du gern gemacht? Erzähle doch mal und trage es auf dem Arbeitsblatt **Mein Gefühlsbarometer** ein. AB 4

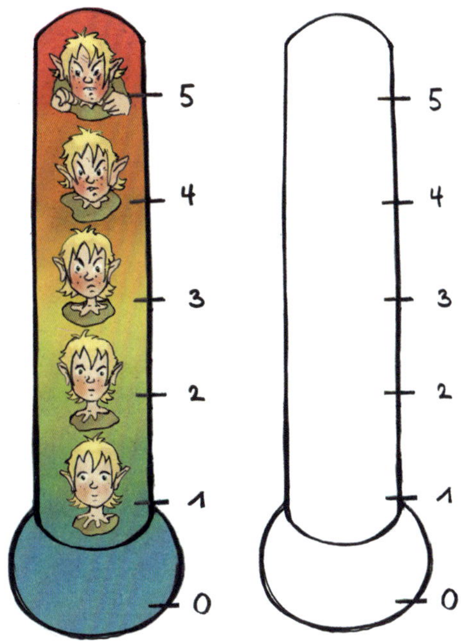

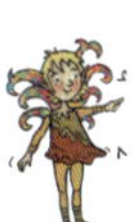

MEIN EXTRA SCHLAUER ELFENTIPP

Das Barometer kannst du für viele Gefühle nutzen, nicht nur wenn du ärgerlich bist. Hier kannst du auch Traurigkeit, Freude oder ein anderes Gefühl eintragen. 0 bedeutet »normal« und 5 »stärker geht das Gefühl nicht«. Probiere es doch mal aus!

Warum Gefühle manchmal schnell verschwinden und manchmal lange bleiben

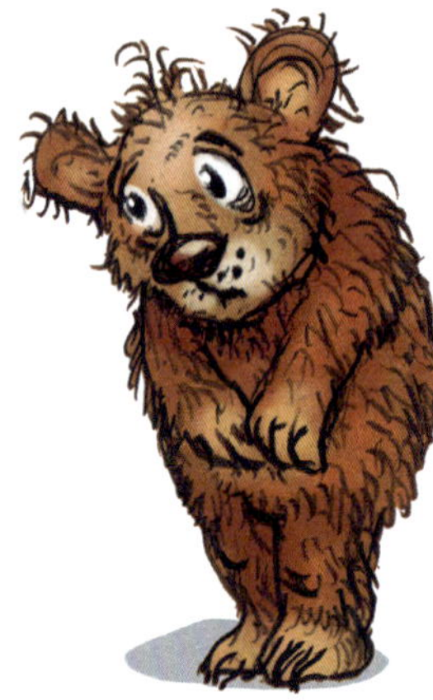

Wusstest du, dass Gefühle unterschiedlich lange anhalten können? Mein Ärger über Bär am Anfang der Geschichte hält nicht lange an. Ich sehe sein schlechtes Gewissen. Bär schämt sich, dass er meinen Zauberstab einfach so weggeworfen hat. Er zieht den Kopf ein und wäre am liebsten unsichtbar. Deswegen kann ich ihm nicht lange böse sein.

Gefühle sind beeinflussbar. Manchmal passiert etwas von außen, was unsere Gefühle verändern kann, oder wir selbst tun etwas dafür.

- Hier ist es Bärs Verhalten. Es tut ihm leid.
- Als ich mich über Eichhörnchen geärgert habe, hat mir eine Atemübung geholfen!
- Als ich verzweifelt war, tat es mir gut, dass Fuchs mich getröstet und mir Mut gemacht hat.
- Als ich mich über den wiedergefundenen Zauberstab gefreut habe, war es schön, die Freude mit Bär und Buntspecht zu teilen.

Erinnerst du dich? Du hast beim letzten Mal davon erzählt, was dich wütend gemacht hat, und die Stärke dieses Gefühls in das Barometer eingetragen. Weißt du noch, wie lange dein Ärger angehalten hat? Hat ihn etwas größer oder kleiner werden lassen? Erzähl mir davon!

....

....

DEINE ZAUBERKRÄFTE

Wusstest du, dass wir mit unseren Gedanken unsere Gefühle und unser Verhalten beeinflussen können? Als Eichhörnchen und ich von Buntspecht erfahren haben, dass auch er meinen Zauberstab achtlos weggeworfen hat, da habe ich die Hoffnung schon fast aufgegeben. Ich sage: »Ich glaube nicht mehr daran, meinen Zauberstab zu finden!« Mir laufen Tränen die Wangen herunter und ich sehe traurig aus. Durch meinen Gedanken (»Immer passiert mir so etwas!«) verstärke ich mein Gefühl noch und werde noch verzweifelter.

Kennst du das, dass du glaubst, alle anderen können etwas besser als du selbst oder dass nur dir so etwas Doofes passiert? Dadurch traut man sich manchmal gar nicht mehr, etwas wenigstens auszuprobieren.

In solchen Situationen fällt es uns oft schwer, uns daran zu erinnern, dass wir ganz viele Dinge besonders gut können und dass uns schon viele Sachen toll gelungen sind. Diese Fähigkeiten nennt man **Stärken**.

MEINE STÄRKEN

Ich kann zum Beispiel besonders gut fliegen, Dinge erklären und bin ein guter Freund. Außerdem habe ich gelernt, nicht immer gleich vor lauter Ärger in die Luft zu gehen. Schau mal, ich habe eine besondere Karte, meine »Stärkenkarte«. Darauf schreibe ich, worauf ich besonders stolz bei mir bin. Hier ist sie:

MEINE STÄRKENKARTE

Ich kann fliegen
wie ein Superheld!

Ich kann Dinge super
gut erklären.

Ich bin ein richtig
toller Freund.

Ich habe gelernt,
nicht gleich vor lauter Ärger
in die Luft zu gehen.

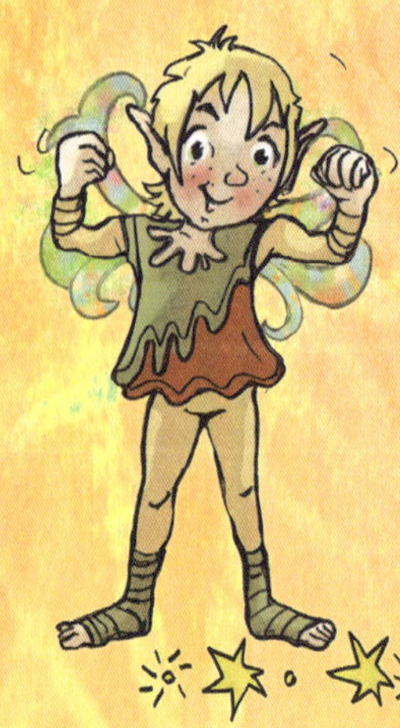

Wenn du möchtest, können wir zusammen schauen, was du auf deine eigene Stärkenkarte schreiben kannst! Es gibt auch eine tolle Vorlage **Meine Stärkenkarte**, die du ausmalen und beschreiben kannst. Notiere AB 5 auf deiner eigenen Stärkenkarte, was du gut kannst und/oder was du schon gelernt hast. Das können Hobbys, Eigenschaften oder Wissen sein. Ich bin schon ganz neugierig, was dir alles einfällt.

Das Tolle an deiner Stärkenkarte ist, dass du sie immer weiter ergänzen kannst. Wenn du wieder etwas Neues gelernt hast oder dir etwas einfällt, was du noch nicht aufgeschrieben hast, kannst du es einfach dazu schreiben. So wird deine Stärkenkarte immer voller und erinnert dich daran, wie großartig du schon bist. Du kannst sie an einen besonderen Platz hängen, damit du immer daran erinnert wirst, wie stark du bist, auch wenn es schwierige Zeiten gibt.

MAGISCHE MUT-MACH-SÄTZE

Sätze, wie **»Ich schaffe das!«** oder **»Ich kann das!«** können helfen, uns selbst Mut zu machen. Nachdem ich ganz verzweifelt war, weil Buntspecht auch den Zauberstab weggeworfen hat, habe ich eine Entspannungsübung gemacht. Erinnerst du dich? Ich habe meine Hände ganz fest zu Fäusten geballt, um mich abzulenken. Danach habe ich zu mir gesagt: »Ich finde meinen Zauberstab! Ich schaffe das!« Das hat mir geholfen, Kraft zu sammeln und weiter nach meinem Zauberstab zu suchen. Leider fallen uns oft eher Sätze ein, die uns entmutigen, als solche, die uns Mut machen.

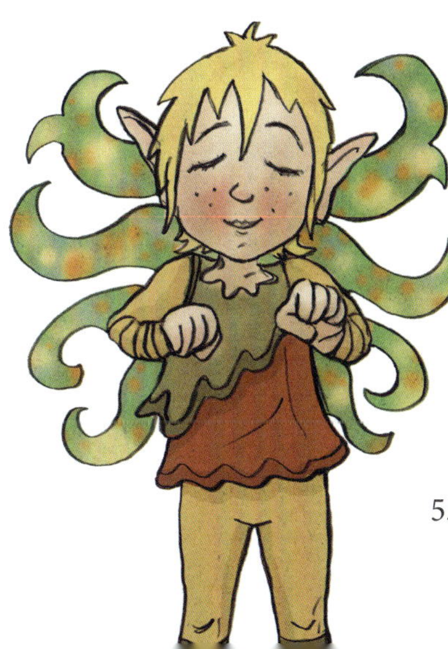

Hier ein paar Beispiele für Mut-Mach-Sätze und Entmutigungs-Sätze.

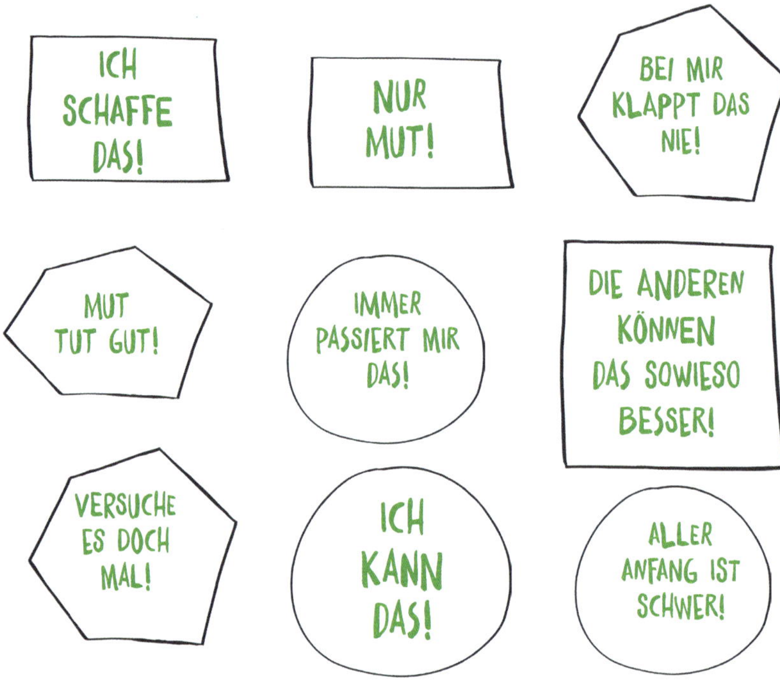
ICH SCHAFFE DAS!
NUR MUT!
BEI MIR KLAPPT DAS NIE!
MUT TUT GUT!
IMMER PASSIERT MIR DAS!
DIE ANDEREN KÖNNEN DAS SOWIESO BESSER!
VERSUCHE ES DOCH MAL!
ICH KANN DAS!
ALLER ANFANG IST SCHWER!

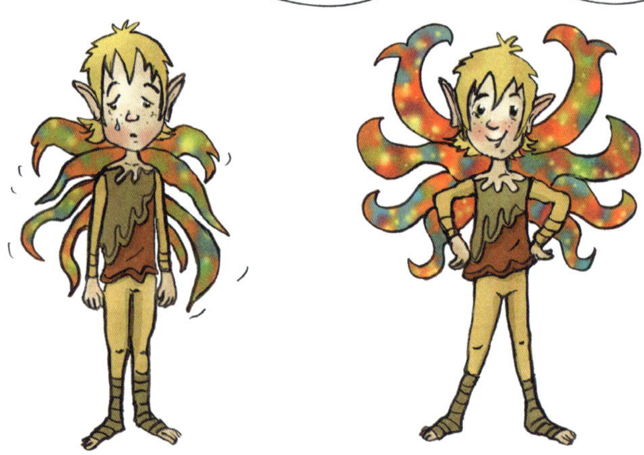

Überlege, welche Sätze gehören für dich zum fröhlichen und welche zum traurigen Loki? Ordne sie den beiden Bildern zu. Auf dem Arbeitsblatt AB 6 **Magische Mut-Mach-Sätze** kannst du Pfeile von jedem Satz zu dem Bild malen, das am besten dazu passt. Du kannst auch die Kästen in zwei verschiedenen Farben anmalen, um direkt die Mut-Mach-Sätze zu erkennen.

Welche Sätze findest du hilfreich?

- ....
- ....
- ....

Und welche verschlimmern dein Gefühl?

- ....
- ....
- ....

Fallen dir noch andere Mut-Mach-Sätze ein? Trage sie in die leeren Kästen deines Arbeitsblattes ein.

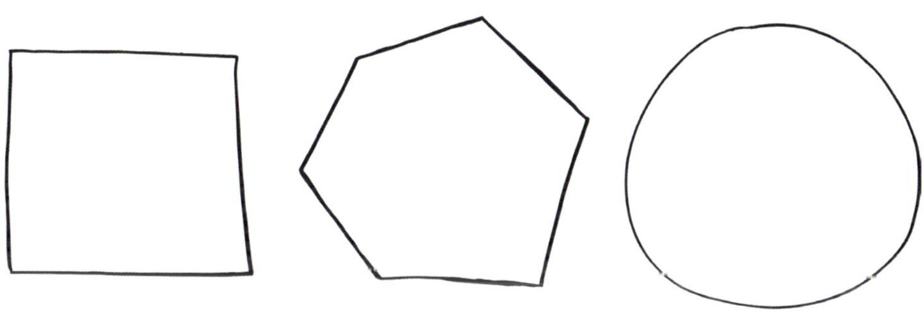

Suche dir einen besonderen Satz aus, der dir in einer schwierigen Situation Mut machen könnte. **Male dir ein Schild mit deinem Mut-Mach-Satz.** Probiere diesen Satz in der nächsten Woche einfach mal aus, wenn du dich über etwas ärgerst, Angst vor etwas hast oder traurig bist.

PAUSENKNOPF UND CO.

Du hast schon sehr viel über dich gelernt. Du weißt, dass es Mut-Mach-Sätze gibt, die uns helfen können, unsere Gedanken positiv zu verändern. Hast du deinen Mut-Mach-Satz schon in deine Stärkenkarte eingetragen?

Es gibt leider auch die Entmutigungssätze, die es uns schwer machen, unser Ziel zu erreichen. Erinnerst du dich? Ich war ganz verzweifelt, weil ich meinen Zauberstab nicht wiedergefunden habe. Ich habe geweint und mir Vorwürfe gemacht, weil ich nicht gut auf meinen Zauberstab aufgepasst habe. Deswegen unterbreche ich meine Gedanken mit einem »Halt! Das hilft dir nicht!«

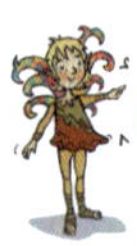

MEIN SCHLAUER ELFENTIPP FÜR DICH

Wenn du mal wieder nur Entmutigungssätze im Kopf hast oder vor lauter unangenehmen Gefühlen keinen klaren Gedanken mehr fassen kannst, dann:

Drücke in Gedanken die »Stopp-/Halt-/Pause-Taste«. Wie bei einer Fernbedienung kannst du deinen Film im Kopf anhalten, indem du einfach den Stopp- oder Pausenknopf drückst. Du kannst z. B. in Gedanken oder leise zu dir »Stopp«, »Halt« oder »Pause« sagen. Das unterbricht deine schlechten Gedanken und hilft dir, an einen Mut-Mach-Satz oder deine Stärkenkarte zu denken. Wusstest du, dass man das Gedankenstopp-Technik nennt? Die Gedankenstopp-Technik ist wie ein magischer Trick für deine Gedanken!

Mir hilft dieser Trick in schwierigen Situationen ganz oft. Probiere es doch mal aus!

MEIN EIGENER ZAUBER-STOPPER

Suche dir dein liebstes Zeichen auf dem Arbeitsblatt **Pausenknopf und Co.** aus und male es in deinen Lieblingsfarben an! Denke immer daran, wenn du deine Gedanken unterbrechen möchtest, z. B. weil du dich sorgst oder Entmutigungssätze im Kopf hast. Wenn du so etwas bemerkst, kannst du »Stopp!« in deinem Kopf sagen oder laut aussprechen, als ob du einen Stoppknopf drückst. Dann kannst du an etwas Schönes oder Lustiges denken, um die traurigen Gedanken zu vertreiben oder dich an all deine Stärken zu erinnern. AB 7

Ich bin gespannt, was du mir berichtest. **Wenn dir mein Elfentipp hilft, notiere ihn auf deiner Stärkenkarte!**

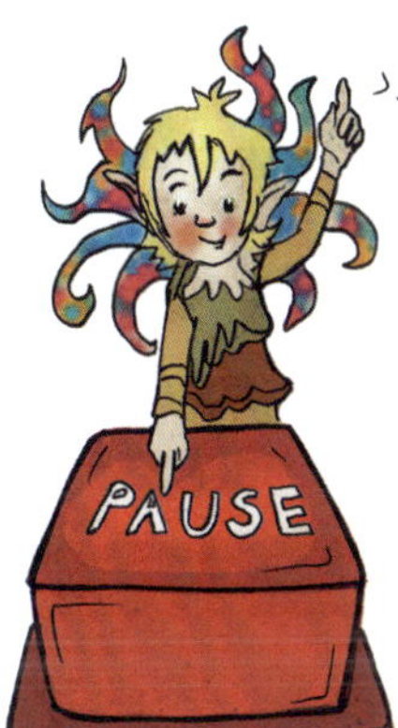

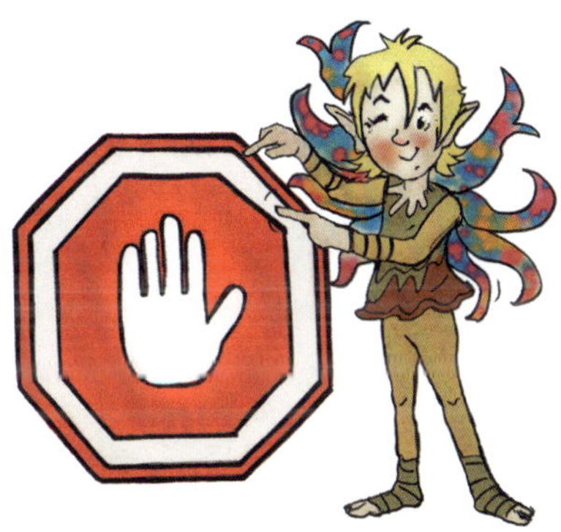

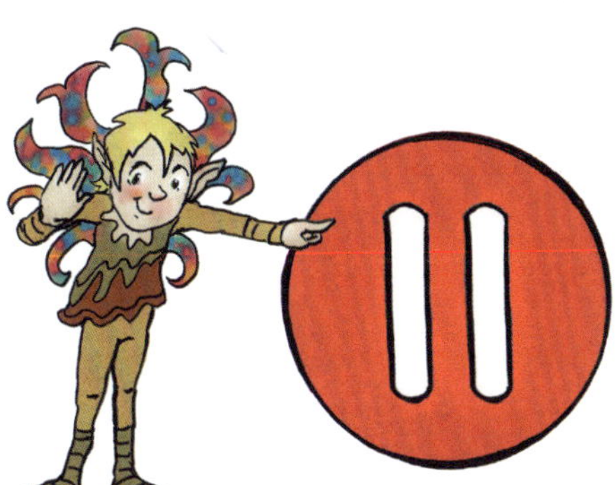

WER WIRD DENN GLEICH IN DIE LUFT GEHEN?

Alle Gefühle sind in Ordnung, sie können sich in Stärke und Dauer unterscheiden und wir können sie mit unseren Gedanken beeinflussen. Du kannst zum Beispiel unangenehme Gedanken mit der Pause- / Stopptaste unterbrechen, dich auf deine Stärken konzentrieren und deinen Mut-Mach-Satz anwenden.

In manchen Situationen ist es besonders wichtig, ruhig zu bleiben, auch wenn es schwerfällt! Das kann uns helfen, klare Gedanken zu fassen und unsere Gefühle nicht unkontrolliert herauszulassen.

Auf Seite 18 ärgere ich mich über Fuchs, weil der sich einen größeren Bau herbeizaubern wollte. Früher wären mir in so einer Situation sicher ein paar elfische Schimpfwörter rausgerutscht und danach hätte ich mich für mein Verhalten entschuldigen müssen. Heute kenne ich ein paar Tricks, die mir helfen, mich in schwierigen Situationen zu beherrschen und umsichtiger zu reagieren.

Soll ich dir ein paar Tricks verraten, die du direkt in einer unangenehmen Situation anwenden kannst, damit du beispielsweise nicht gleich vor Ärger in die Luft gehst? Diese Elfentipps kannst du natürlich auch bei anderen Gefühlen, wie beispielsweise der Angst, anwenden.

MEIN SCHLAUER ELFENTIPP

Entscheide dich in einer schwierigen Situation dazu: ruhig zu bleiben! Das ist der allererste Schritt. Er lenkt deine Aufmerksamkeit weg von dem unangenehmen Gefühl und hin zu deinen Handlungsmöglichkeiten. Versuche, deine Stimme zu kontrollieren und in normaler Lautstärke zu sprechen.

Achte auch auf deine Körperhaltung: Steh gerade, lass die Schultern locker und die Arme hängen. Wenn dir das nicht auf Anhieb gelingt, schüttle sie kurz aus. Öffne deine Hände. Du kannst auch deine Beine »ausschütteln«, das lockert die Muskeln und entspannt.

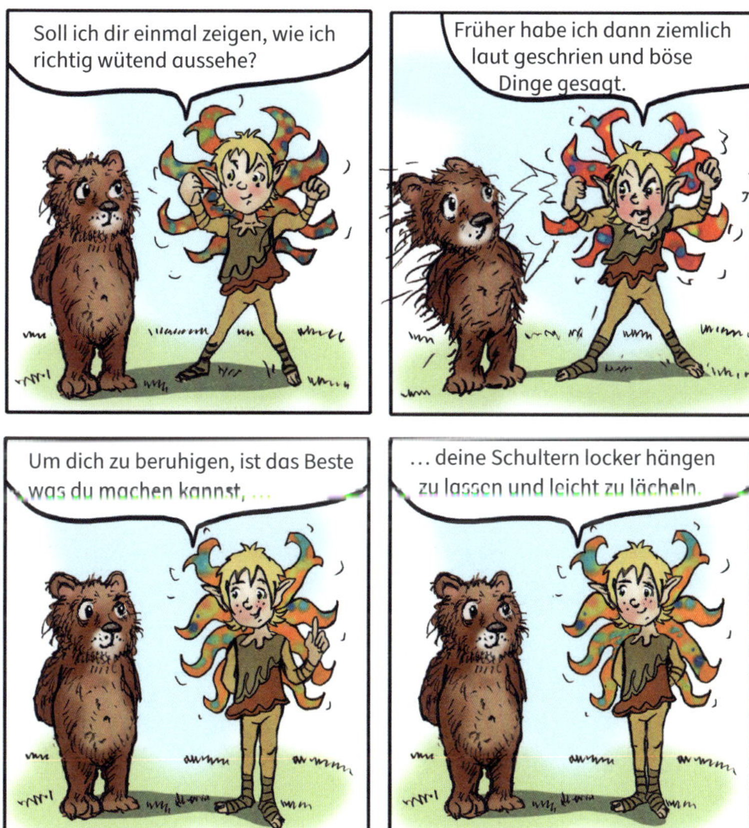
Soll ich dir einmal zeigen, wie ich richtig wütend aussehe?
Früher habe ich dann ziemlich laut geschrien und böse Dinge gesagt.
Um dich zu beruhigen, ist das Beste was du machen kannst, …
… deine Schultern locker hängen zu lassen und leicht zu lächeln.

Übrigens, dieser Trick funktioniert auch, wenn du dich traurig fühlst. Deine Haltung und dein Gesichtsausdruck beeinflussen nämlich, wie du dich fühlst. Wenn du zum Beispiel traurig bist und den Kopf hängen lässt oder mit gesenkten Schultern herumläufst, sagt dein Körper: »Oh nein, hier ist etwas nicht okay«, und du fühlst dich noch trauriger.

Aber das Tolle ist, dass wir das ändern können! Anstatt schlurfend herumzugehen, können wir so tun, als wären wir besserer Laune. Wenn du mit hochgehobenem Kopf und einem Lächeln wie bei einem tollen Abenteuer herumläufst, bekommt dein Körper das Signal, »Alles ist in Ordnung« und automatisch hellt sich deine Stimmung auf. Du könntest auch fröhliche Lieder singen, ein bisschen tanzen, eine lustige Melodie pfeifen oder einen Freund oder eine Freundin umarmen. Alleine dadurch, dass du so tust, als ob du fröhlich bist, verändern sich deine Gefühle und du wirst dich besser fühlen. Probiere es bis zum nächsten Mal aus. **Es funktioniert ganz sicher!**

DER MAGISCHE ZÄHLTRICK

Du hast geübt, in schwierigen Situationen die Ruhe zu bewahren. Du kannst diese Stärke nun auf deine Stärkenkarte schreiben. Glückwunsch!

Es gibt aber Situationen, in denen dieser Elfentrick alleine nicht ausreicht. Auf Seite 18 ärgere ich mich über Fuchs. Durch meinen Versuch, ruhig zu bleiben, habe ich mich dazu entschlossen, gegen meinen Ärger vorzugehen. Diese Pause gibt mir die Zeit, mich an meine Stärken zu erinnern. Zum Glück fällt mir dabei der elfenschlaue Zähltrick ein!

Jetzt fragst du dich vielleicht, was Zählen mit Ärger zu tun hat? Nun: Wenn ich zähle, kann ich mich nicht gleichzeitig ärgern oder etwas sagen oder tun, was mir später leidtut. Das Zählen lenkt mich von meinem unangenehmen Gefühl ab. Es hält mich davon ab, voreilig etwas zu tun, was ich später bereuen könnte. Das Tolle am Zähltrick ist, dass er auch bei anderen Gefühlen funktioniert, zum Beispiel bei Angst, Ungeduld oder Aufregung.

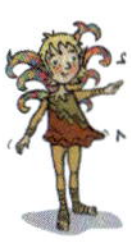

MEIN EXTRA SCHLAUER ELFENTIPP FÜR DICH

Wenn du das nächste Mal in einer unangenehmen Situation bist, dann fange einfach mal an, in Gedanken zu zählen. Zähle langsam und konzentriere dich auf jede einzelne Zahl. Du kannst sie dir auch zusätzlich in Gedanken vorstellen. Das lenkt dich noch mehr von deinem unangenehmen Gefühl ab.

Wenn sich andere Gedanken versuchen einzuschleichen, dann lass sie vorbeiziehen. Das ist überhaupt nicht schlimm. Gerade am Anfang, wenn du den Zähltrick noch nicht so oft geübt hast, können die Ärger-/Angst- oder anderen Gedanken manchmal für einen Moment zurückkommen. Lass die Gedanken dann einfach wie Wolken am Himmel vorbeiziehen und zähle weiter. Mit der Zeit wird dir dieser Elfentipp immer besser gelingen.

Übrigens: Danach fällt dir das »Ruhigbleiben« wieder leichter. Du kannst dich erneut auf deine Stimme, Lautstärke, Körperhaltung, das Gesagte und dein Verhalten konzentrieren. Und wenn bei dir der Zähltrick auch so magisch wirkt, dann schreibe ihn auf deine Stärkenkarte!

Und damit du diesen besonderen Elfentrick immer in Erinnerung behältst, habe ich etwas für dich: ein tolles Malen-nach-Zahlen-Bild **»Der** AB 8 **magische Zähltrick«**! Beginne mit der Zahl 1 und male alle Felder mit dieser Zahl in Gelb aus. Dann machst du mit der Zahl 2 in Schwarz, dann mit der Zahl 3 in Grün usw. weiter, bis du alles ausgemalt hast.

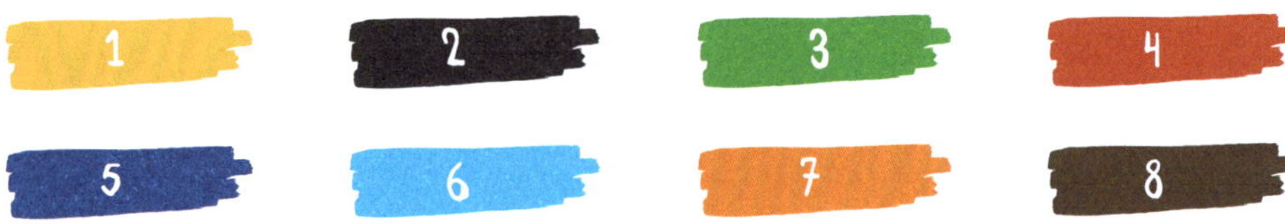

Wenn du fertig bist, wirst du sehen, wie der Elfentrick nicht nur in deinem Kopf, sondern auch auf dem Papier lebendig wird. Viel Spaß beim Ausmalen und Zählen!

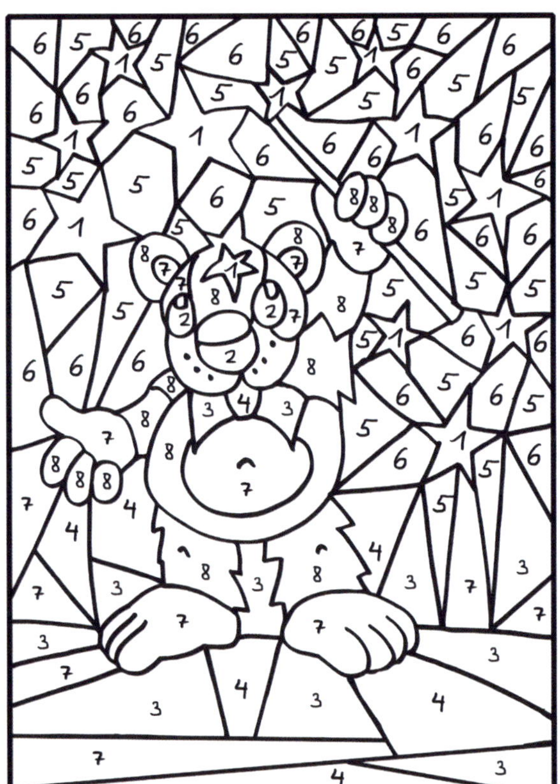

LOKIS YOGI-WEISHEIT

Heute möchte ich dir einen besonders schlauen Elfentrick beibringen. Du kannst ihn immer anwenden, egal ob es dir gut oder schlecht geht. Und das Schöne dabei ist: Er tut immer gut. Auf Seite 24 bin ich verzweifelt, weil Eichhörnchen meinen Zauberstab weggeworfen hat. Mein Herz beginnt zu rasen. Ich kann meine Gedanken kaum mehr stoppen, so sehr steigere ich mich hinein. Aber das will ich nicht! Also versuche ich mich auf meine Stärken zu besinnen und … schwupps … fällt mir einer meiner Lieblingstricks aus der Zauberschule der Elfen ein: **die Atemübung.**

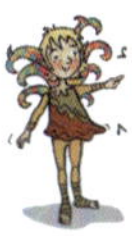

MEIN ELFISCHER GEHEIMTIPP FÜR DICH

Also beginne ich, laaaaangsam tief durch die Nase ein- und durch den Mund wieder auszuatmen. Dabei konzentriere ich mich nur auf meinen Atem. Ich versuche, alles andere um mich herum zu vergessen.

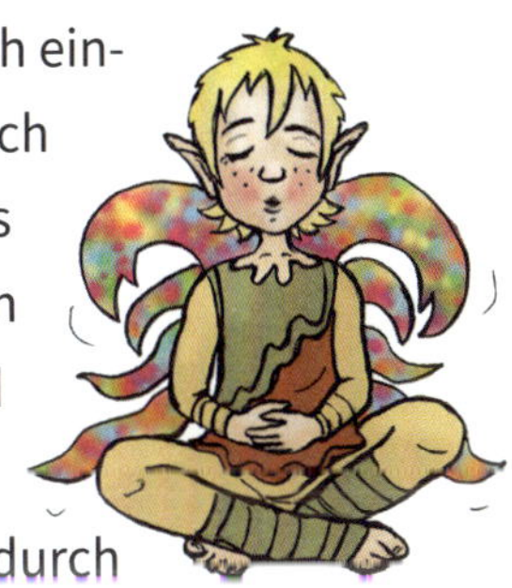

Man sieht es auf dem Bild nicht, aber wenn ich einatme, wölbt sich mein Bauch ein bisschen nach vorne, weil ich tief Luft hole. Das sieht aus, als hätte ich gerade etwas zu viel gegessen. Beim Ausatmen versuche ich, ganz langsam so viel Luft wie möglich aus dem Mund zu lassen. Dadurch wird mein Bauch wieder flacher. Dadurch kann ich beim nächsten Atemzug etwas mehr und länger Luft holen. Wenn du bei der Atemübung die Hände auf deinen Bauch legst, merkst du, was ich meine.

Am besten machst du die Übung auf dem Rücken liegend, aber es geht auch im Sitzen oder Stehen. Bei uns Elfen hört man das Ausatmen durch den Mund. Es klingt ein bisschen so, als wenn du versuchst, eine Geburtstagskerze in Zeitlupe auszupusten. Die anderen dürfen deine Atemgeräusche ruhig hören!

Die Atemübung hilft mir, abzuschalten oder mich von unangenehmen Gefühlen oder traurigen Gedanken abzulenken. Aber dieser Trick wäre kein schlauer Elfentipp, wenn er nur in unangenehmen Situationen funktionieren würde. Denn: Mit jedem Atemzug bringen wir Luft und damit Sauerstoff in unseren Körper. Das tun wir ganz automatisch, ohne darüber nachzudenken. Doch manchmal sollten wir ganz bewusst atmen, um unserem Körper etwas Gutes zu tun und ihm eine Pause zu gönnen. Mitunter haben wir nur für ein paar ruhige Atemzüge Zeit und manchmal auch etwas länger.

Deswegen baue diese Übung einfach in deinen Alltag ein. Dein Körper wird dieses Geschenk dankend annehmen. Du wirst dich tagsüber frischer fühlen und abends kann dir dieser Trick auch beim Einschlafen helfen. Probiere es doch gleich mal aus!

Damit du den Atemtrick nicht vergisst, habe ich ein Poster für dich. Du kannst es zum Beispiel in dein Zimmer hängen, um dich immer daran zu erinnern. So wird der Atemtrick zur Gewohnheit! Du findest es als
AB 9 Ausmalbild am Ende des Buches: **Loki als Yogi**.

MACH DICH LOCKER!

VON FÄUSTEN ZU MUT-MACH-SÄTZEN

Jetzt verrate ich dir einen weiteren pfiffigen Elfentrick: Auf Seite 29 bin ich ganz verzweifelt, weil auch Buntspecht meinen Zauberstab weggeworfen hat. Ich mache mir Vorwürfe, weil ich nicht gut genug auf ihn aufgepasst habe. Und ich habe kaum noch Hoffnung, meinen Zauberstab je wiederzufinden. In dem Moment unterbreche ich mein Gedankenkarussell mit einem Trick, in den ich dich jetzt einweihen möchte.

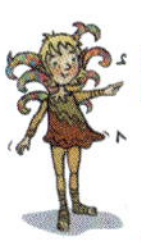

MEIN SCHLAUER ELFENTIPP

»FÄUSTE BALLEN«

Balle deine Hände fest zu Fäusten, wie wenn du einen nassen Schwamm ausdrückst. Versuche, an nichts anderes als deine Fäuste zu denken. Wie fühlen sich deine Hände an? Spürst du alle Finger oder nur einzelne? Wenn du die Übung ausprobierst, kannst du sie auch mit deinem Zähltrick verbinden, indem du langsam von 1 bis 5 zählst. Du kannst die Fäuste aber gerne auch noch länger zusammenballen. Danach öffnest du langsam deine Hände. Lass die Arme hängen und spüre mal, wie sich deine Hände nun anfühlen. Vielleicht kribbeln sie oder sie werden warm. Konzentriere dich weiter nur darauf. Wenn sich deine Hände wieder »normal«, also wie vorher anfühlen, schaue wie es dir geht. In unangenehmen Situationen kannst du jetzt deinen Mut-Mach-Satz anwenden, so wie ich es mache. Ich sage zu mir selbst: »Ich schaffe das!«

Wenn es dir ohnehin schon gut ging, dann hast du deinem Körper mit dieser Übung eine kurze Pause gegönnt oder einen kleinen Energieschub verpasst.

Diese Übung kannst du, genauso wie die Atemübung, immer machen, egal ob es dir gut oder schlecht geht. Du kannst deine Hände sogar in der Hosentasche zur Faust ballen (dann sieht es keiner), wenn du wütend bist. Mir hilft sie zu entspannen, z. B. bei unangenehmen Gefühlen wie Wut, Verzweiflung oder Aufregung. Aber ich mache die Übung auch manchmal einfach so zwischendurch. Denn sie lockert mich auf und bleibt mir so in Erinnerung, falls ich sie mal wieder brauche.

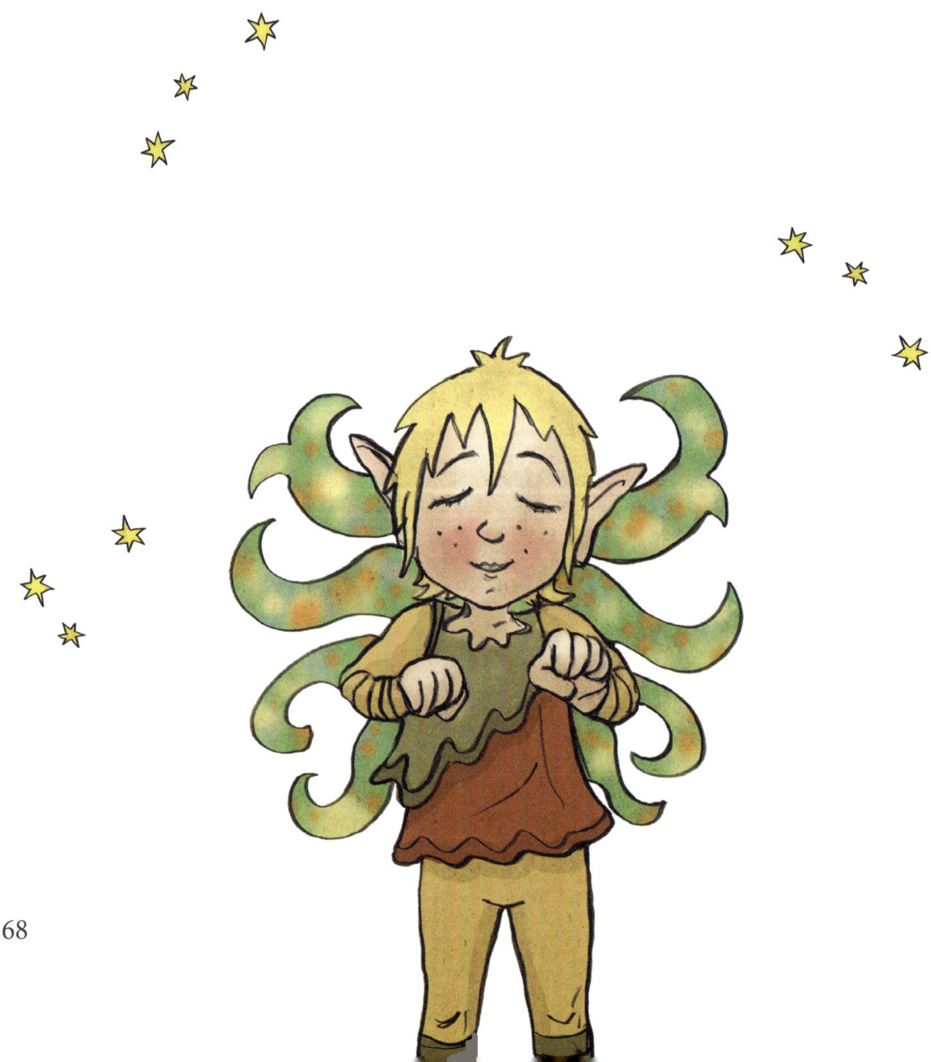

CHILL MAL!

Mein Elfenleben ist ganz schön abwechslungsreich. Morgens gehe ich in die Zauberschule und nachmittags treffe ich mich mit meinen Freunden. Wir streifen durch den Wald, bauen Höhlen, werfen Steine in den Fluss oder pflücken Beeren und Blumen. Meine Mama und mein Papa sind davon überzeugt, dass Pausen wichtig sind. Der Unterricht, die Hausaufgaben und das Üben der Zaubertricks sind nämlich manchmal ganz schön anstrengend. Deswegen achten sie darauf, dass ich mich viel draußen bewege. »Der Körper braucht Erholungsphasen und auch der Kopf muss zwischendurch mal abschalten«, sagen meine Eltern. Gelingt mir das nicht so gut, bin ich oft unzufrieden oder gereizt. Dann fange ich auch gerne mal Streit an. Deshalb erinnern sie mich auch manchmal daran, eine Auszeit zu nehmen.

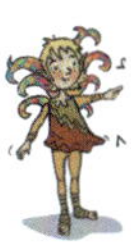

MEIN SCHLAUER ELFENTIPP

»CHILL MAL«

Es gibt ganz unterschiedliche Dinge, die du tun kannst: Triff dich mit Freunden, höre Musik oder male etwas.

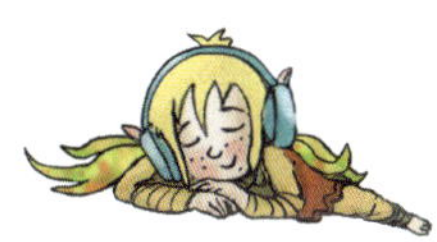

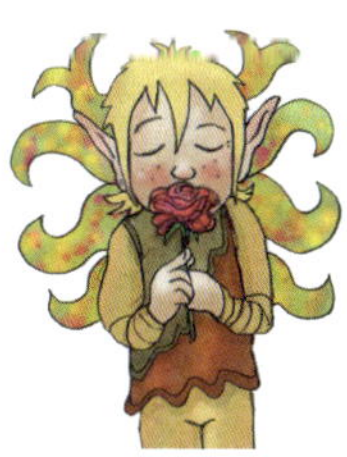

Schalte deinen Kopf zwischendurch mal ab und genieße es. Rieche an Blumen, beobachte die Wolken am Himmel oder sammle Steine, die dir gefallen. Das entspannt dich und du schöpfst neue Kraft und Energie für den Alltag.

Vielleicht merkst du schon bald, dass du eine Auszeit brauchst, bevor du in Stress gerätst.

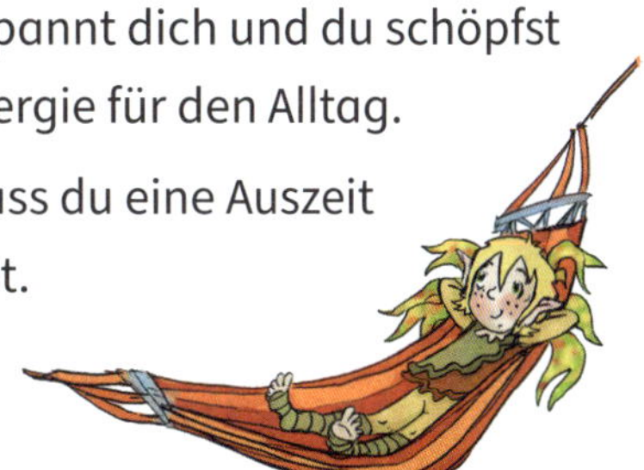

Weißt du, woran meine Eltern und ich merken, dass ich gereizt bin und eine Pause brauche?

- Ich habe schlechte Laune und motze an allem rum.
- Ich kann mich nicht konzentrieren und habe auf nichts Lust!
- In meinem Magen grummelt es!
- Ich ziehe meine Schultern hoch und verspanne mich!

Und du? Woran merkst du, merken deine Eltern oder andere, dass du gereizt bist und eine Pause brauchst?

....

....

Ich chille am liebsten beim Musik hören und beim Ausmalen!
Wie chillst du?

....

....

AB 10 Brauchst du noch Ideen, was du einmal ausprobieren kannst, um zu entspannen? Dann suche dir aus der Liste alle Dinge heraus, die dir gefallen. Oder du kreuzt sie direkt auf dem Arbeitsblatt **Chill mal mit positiven Aktivitäten** an.

- Bücher lesen und in eine fantastische Welt eintauchen
- Musik hören
- Tanzen
- Lieblingslieder singen
- Spaziergang im Wald oder Park
- Gesellschaftsspiele mit Familie oder Freunden spielen
- Puzzeln
- Wolken beobachten und Wolkenfiguren entdecken
- Seifenblasen machen
- Kneten
- Sandburgen bauen
- Eine Kuscheldecken-Festung bauen
- Fotobücher anschauen
- Hörbuch hören
- Flieger aus Papier falten
- Tiere beobachten (Schnecken, Regenwürmer)
- Gänseblümchen pflücken
- Steine sammeln
- Geschichten erfinden
- Bügelperlenbilder stecken
- Auf einem Musikinstrument spielen
- Kleine Gartenarbeit: Pflanzen aussäen und ernten
- Wohlfühlbad mit viel Schaum
- Schaukeln oder Klettern gehen
- Freundschaftsbänder knüpfen
- Lego oder mit Bauklötzen bauen
- Mandala malen

MANDALA ... WAS??

Hast du noch nie etwas von Mandalas gehört? Mandalas sind magische Kreise mit vielen schönen Mustern darin. Wenn man sie ausmalt, sehen sie aus wie bunte Räder. Warum sind Mandalas so toll? Das ist eine gute Frage!

Mandalas können helfen, wenn wir gestresst oder wütend sind. Wenn du ein Mandala malst, kannst du dir all deine Lieblingsfarben aussuchen und mit dem Ausmalen loslegen. Das beruhigt und macht den Kopf klarer. Im Anhang dieses Buches findest du dieses tolle **Mandala** zum Ausmalen.

AB 11

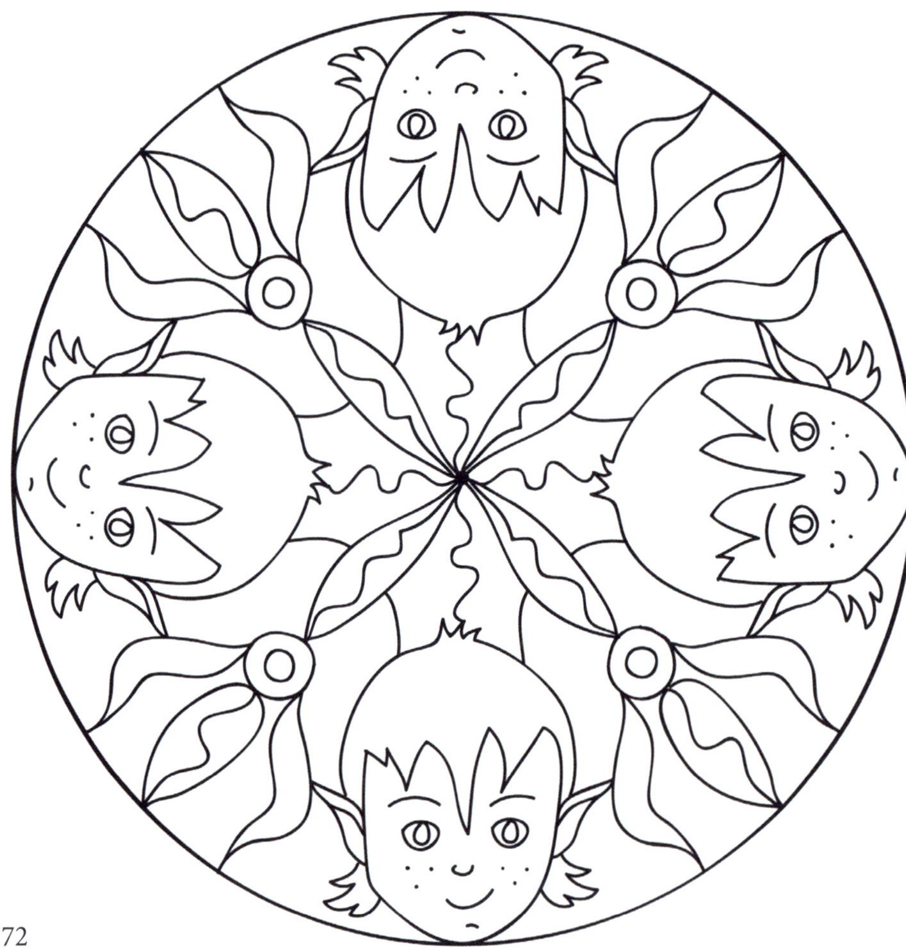

GEHE MIT DEINER WUT GASSI

Ich habe dir ja schon erzählt, dass alle Gefühle in Ordnung sind und du dich für keines schämen musst. Auch ich spüre manche Gefühle stärker und öfter als andere. Früher war ich wirklich sehr oft zornig. Auf Seite 27 siehst du, dass ich wütend auf Buntspecht bin. Ich halte mir die Ohren zu und gehe vor Zorn in die Luft!

Meine Eltern haben mir erklärt, dass **Wut** ein wichtiges Gefühl ist. Denn sie zeigt uns, wenn etwas ungerecht ist oder Grenzen nicht beachtet werden. Aber meine Wut war oft sehr stark und dann wusste ich nicht, wie ich mit ihr umgehen sollte. Zum Glück habe ich in der Zauberschule viele Tricks gelernt, wie ich mit Ungerechtigkeiten gut umgehen kann, ohne gleich vor Wut in die Luft zu gehen.

Bei dem Trick, den ich besonders mag, stelle ich mir vor, wie ich mit meiner Wut an der Leine Gassi gehe. Dabei kann ich die Leine kürzer oder länger halten, genau so wie es meine Wut gerade braucht. Sie kann dadurch nicht weglaufen, denn ich brauche meine Wut ja auch, aber sie kann sich trotzdem kontrolliert austoben. Das tut uns beiden gut.

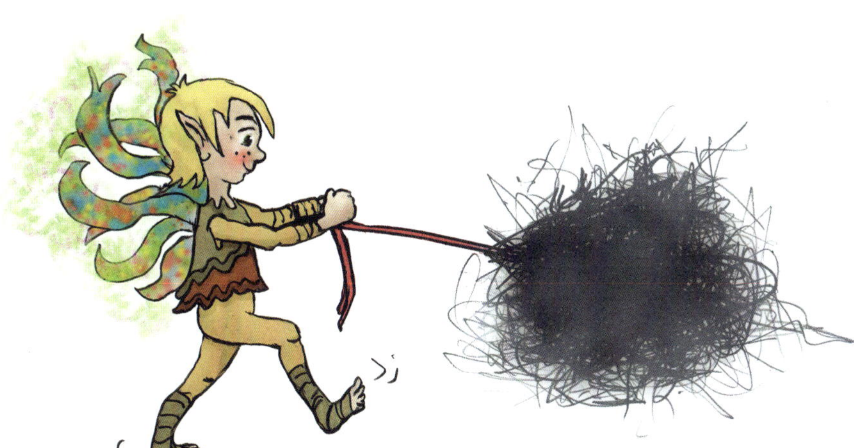

Manchmal will man seine Wut nämlich einfach auch mal rauslassen. Damit du dabei niemandem weh tust (mit Worten oder Taten) oder etwas kaputt machst, bringe ich dir heute ein paar neue Tricks bei. Bist du bereit?

MEIN SCHLAUER ELFENTIPP FÜR DICH

Wenn du wütend bist und Dampf ablassen musst, dann …

- schlage in ein Kissen,
- springe Trampolin,
- laufe schnell die Treppe rauf und runter,
- zerreiße Kartons,
- gehe, wenn möglich, an die frische Luft, oder
- treibe Sport!

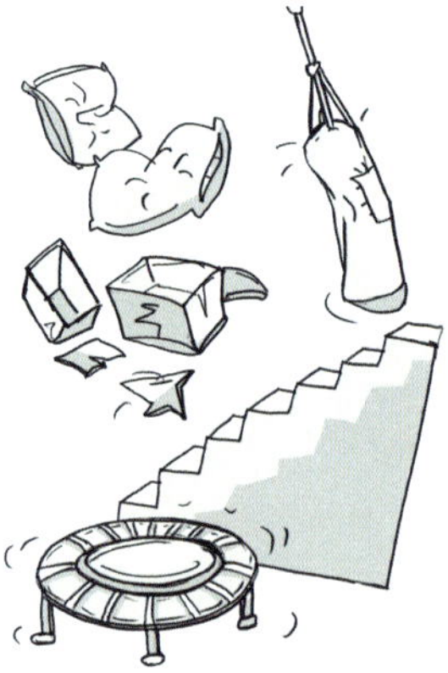

Ich habe alle Tipps selbst getestet. Sie funktionieren zauberhaft! Fällt dir vielleicht sogar noch ein anderer ein? Dann notiere es dir auf dem Arbeitsblatt **Dampf ablassen**.

AB 12

....

....

Probiere meine Elfentipps, um die Wut raus zu lassen, doch einfach mal aus. Ich bin gespannt, welcher Tipp dein Lieblingstrick wird! Schreibe ihn am besten auf deine Stärkenkarte.

WIR SCHICKEN DIE WUT IN DEN URLAUB

Kennst du das auch? Es gibt Phasen, da ist man gereizt und weiß gar nicht so genau, warum? Es liegt eine Spannung in der Luft und ein kleiner Funke genügt, dass man vor Ärger oder Wut in die Luft geht.

Mein Lehrer aus der Zauberschule hat mir für solche Momente einen ganz **geheimen** Elfentrick verraten. Wir kennen uns ja jetzt schon eine Weile und ich weiß, dass du mit meinen Elfengeheimnissen gut umgehst. Deshalb verrate ich dir heute den geheimen Elfentrick.

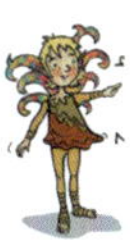

MEIN SCHLAUER ELFENTIPP FÜR DICH

ICH SCHICKE MEINE WUT IN DEN URLAUB

Ja, du hast richtig gehört. Ich plane eine Urlaubsreise für meine Wut. Im Wald habe ich einen Lieblingsplatz am Fluss. Dort stelle ich mir vor, wie meine Wut auf einem Schiff auf dem Fluss davonfährt. Sie macht nämlich gerne Urlaub auf einem Schiff und kann sich darauf so richtig erholen. Ich stelle mir vor, wie sie voller Vorfreude ihren Koffer für die Reise packt. Sie packt Bücher ein, denn sie liest gerne auf dem Sonnendeck. Meistens verreist meine Wut für zwei bis drei Wochen. Das ist genug Zeit für sie, um entspannt nach Hause zu kommen. Dann freuen wir uns wieder aufeinander, denn meine Wut ist ein wichtiges Gefühl. Aber wenn sie entspannter ist, bin ich es auch wieder.

Wohin würdest du deine Wut in den Urlaub schicken? Auf der nächsten Seite findest du eine einfache Anleitung, um dein eigenes Papierschiff zu basteln (Arbeitsblatt **Wir schicken die Wut in den Urlaub**). Du kannst es AB 13
nicht nur zusammenfalten, sondern auch bunt bemalen, mit Stickern

bekleben und all die Dinge darauf schreiben, die dich manchmal ärgern oder wütend machen. Oder male deinen »Kapitän Wut« darauf und schicke ihn anschließend auf große Reise! Viel Spaß beim Basteln. Übrigens: Du kannst jedes Gefühl für eine Weile in Urlaub schicken. Das ist das Besondere an diesem Elfentrick!

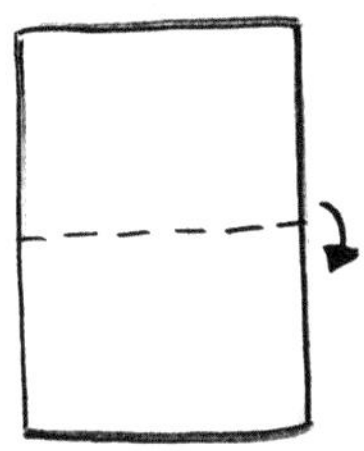

Ein Bogen Papier (A4) einmal mittig falten.

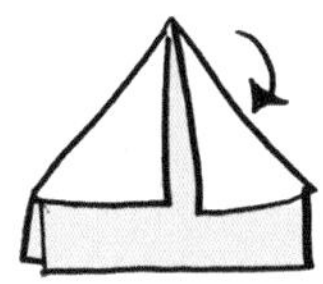

Die beiden oberen Ecken zur Mitte falten.

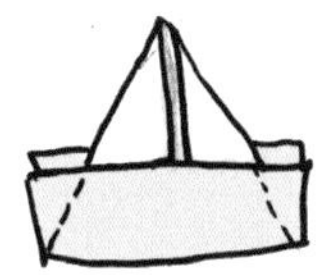

Auf der Vorder- und Rückseite den unteren Rand nach oben klappen.

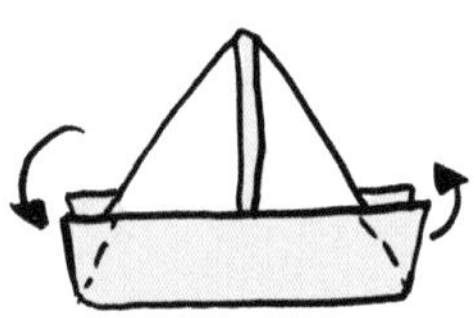

Die überstehenden Ecken an den Seiten über das Dreieck umfalten.

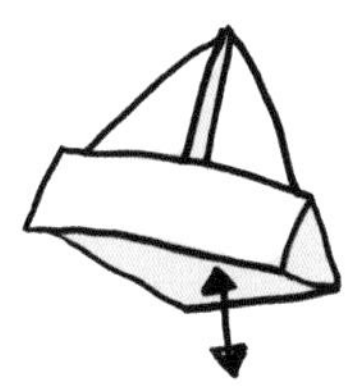

Das Dreieck auf der Unterseite öffnen und die linke und rechte Ecke aufeinanderlegen.

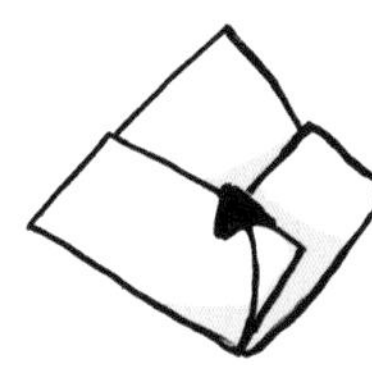

Auf der Vorder- und Rückseite jeweils die untere auf die obere Ecke legen.

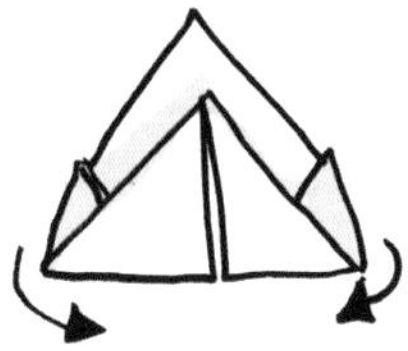

Das Dreieck unten öffnen und die linke und die rechte Ecke zusammendrücken.

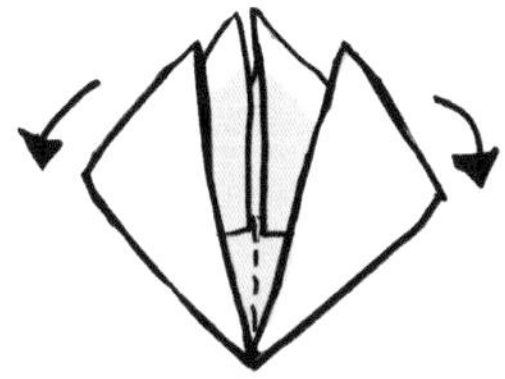

Die Seitenteile auseinanderziehen.

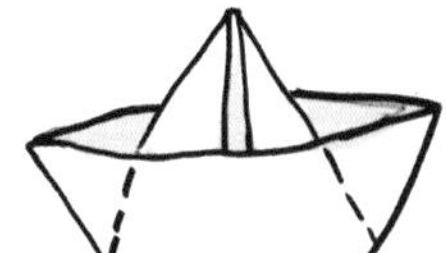

Schiff Ahoi!

DER GANZ BESONDERE ELFENZAUBER EINER ENTSCHULDIGUNG

Nach einer Situation, in der man sehr wütend oder ärgerlich war, bleibt oft eine unangenehme oder angespannte Stimmung mit anderen zurück. Manchmal fühlt man sich auch schuldig, weil man Dinge gesagt oder getan hat, die einem im Nachhinein leidtun, die aber nicht mehr rückgängig zu machen sind. Eine Möglichkeit, mit diesen Gefühlen umzugehen, ist, miteinander zu reden.

Entschuldigungen sind sehr wichtig, haben mir meine Eltern immer gesagt. Das ist eine sehr wichtige Regel bei uns Elfen: Wenn wir etwas falsch machen, sollten wir dazu stehen. Egal, ob wir aus Versehen etwas kaputt machen oder uns in einem Streit verrannt haben. Eine ehrliche Entschuldigung kann die Wogen glätten und alles wieder in Ordnung bringen. Es ist wichtig zu wissen, dass es richtig mutig ist, sich zu entschuldigen, und hilft, wieder aufeinander zuzugehen. In Freundschaften ist das Entschuldigen, aber auch das Verzeihen sehr wichtig, damit man für immer gute Freunde bleiben kann. Aber es sollte von beiden Seiten ernst gemeint sein! Nur dann kann der Zauber so richtig wirken. Manchmal braucht es deshalb auch ein bisschen Zeit oder Abstand, bis man sich für eine Entschuldigung bereit fühlt oder eine Entschuldigung annehmen kann. Das ist nicht schlimm.

Manchmal reichen für Entschuldigungen Worte wie zum Beispiel »Entschuldigung« oder »Es tut mir leid!« aus. Manchmal sollten aber auch Taten folgen, indem man das Kaputte ersetzt oder ein selbstgemaltes Bild oder gepflückte Blumen verschenkt.

Auf Seite 25 entschuldigt sich Eichhörnchen bei mir, weil sie meinen Zauberstab weggeworfen hat. Sie will es wiedergutmachen und hat es plötzlich ganz eilig, mir bei der Suche zu helfen. Zum Glück konnte ich meinen Ärger schon vorher durch die Atemübung entschärfen. Trotzdem hilft es mir, dass Eichhörnchen sich nicht herausredet, sondern sich für ihr Verhalten entschuldigt.

Kennst du das? Wenn sich jemand ernsthaft bei dir für etwas Unschönes entschuldigt, dass du dann gar nicht mehr richtig böse auf denjenigen sein kannst? Umgekehrt funktioniert das natürlich auch!

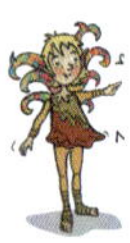

ELFENGEHEIMNIS GELUNGENER ENTSCHULDIGUNGEN

Entschuldige dich, wenn du jemanden mit deinen Worten oder Taten traurig gemacht oder verärgert hast. Das gelingt nicht immer sofort, weil man vielleicht in der Situation selbst noch ziemlich angespannt ist und gar nicht einsieht, dass man sich entschuldigen sollte. Der andere hat ja schließlich zum Streit auch etwas beigetragen. Wenn du aber mal nur darauf schaust, was du in der Situation gemacht hast, und dich dafür entschuldigst, wird es spannend, wie der andere darauf reagiert.

Auf jeden Fall hast du so dazu beigetragen, einen Neuanfang machen zu können und loszulassen.

Hat sich schon einmal jemand bei dir entschuldigt und wenn ja, wofür?

....

....

Was hat derjenige gesagt?

....

....

Wie hat sich das angefühlt? Hast du die Entschuldigung angenommen?

....

....

Stell dir mal vor, Buntspecht würde sich gerne bei Loki dafür entschuldigen, dass er seinen Zauberstab einfach weggeworfen hat. Was könnte er zu Loki sagen oder was könnte er tun?

....

....

Gibt es etwas, wofür du dich gerne bei jemandem entschuldigen würdest?

....

....

Auf dieser Seite findest du ein paar Elfentipps, wie du dich bei jemandem entschuldigen kannst. Markiere die Felder, die du schon mal ausprobiert hast oder gerne mal ausprobieren möchtest:

ENTSCHULDIGUNGSSÄTZE

»Entschuldigung!«

»Beim nächsten Mal passe ich besser auf.«

»Es tut mir leid!«

»Mir ist das versehentlich kaputt gegangen. Das tut mir leid.«

»Kann ich es wiedergutmachen?«

ENTSCHULDIGUNGSGESTEN

- Kuchen backen
- Ein Bild malen
- Eine Entschuldigungskarte schreiben
- Blumen pflücken
- Eine Aufgabe für den anderen übernehmen (z. B. den Tisch decken)
- Etwas Kaputtes ersetzen

- Die Hand geben und versprechen, dass man versucht, es beim nächsten Mal besser zu machen
- Sich Hilfe holen, wenn einem alleine noch der Mut für eine Entschuldigung fehlt
- Etwas reparieren

Alle meine Entschuldigungstipps findest du auch auf dem Arbeitsblatt **Der ganz besondere Zauber einer Entschuldigung**. AB 14

EIN GROSSES ELFENGEHEIMNIS WIRD GELÜFTET:

WIE FINDE ICH FREUNDE?

Warum sind Freundschaften wichtig? Freunde sind eine Quelle für gute Gefühle. Gute Freunde lachen und freuen sich mit uns, wenn wir glücklich sind. Sie trösten uns aber auch, wenn es uns nicht so gutgeht oder wir traurig sind. Mit Freunden kann man lernen zu streiten. Sie verzeihen uns, wenn wir über das Ziel hinausschießen, Fehler machen oder im Ärger auch mal ungerecht sind. Sie hören zu, packen tatkräftig mit an und bieten ihre Hilfe an. Gute Freunde sind nicht nachtragend, auch wenn sie sich über uns geärgert haben.

Für Freundschaften lohnt es sich zu lernen, mit den eigenen Gefühlen gut umzugehen. Das hilft nämlich nicht nur dabei, uns selbst besser zu verstehen, sondern ermöglicht uns auch, uns in andere besser hineinversetzen zu können. Wir können Freunde aufmuntern, wenn es ihnen nicht gut geht, Mut zusprechen oder uns zusammen mit ihnen freuen. Wenn wir unseren Freunden helfen oder Zeit mit ihnen verbringen, empfinden wir neben Freude und Dankbarkeit vielleicht auch Stolz und Zufriedenheit. Das tut gut und macht glücklich.

Freunde helfen uns auch dabei, Dinge auszuprobieren und neue Ideen zu bekommen oder auch mal eine Situation aus Sicht des anderen zu sehen.

Ich verbringe sehr gerne Zeit mit meinen Freunden. Meine Eltern und die Zauberschule haben mir viele Tricks gezeigt, die mir beim Freunde-Finden geholfen haben. Dabei habe ich auch gelernt, was in einer Freundschaft wichtig ist. Du darfst deinen Freunden sehr gerne von meinen Elfentipps berichten und sie daran teilhaben lassen.

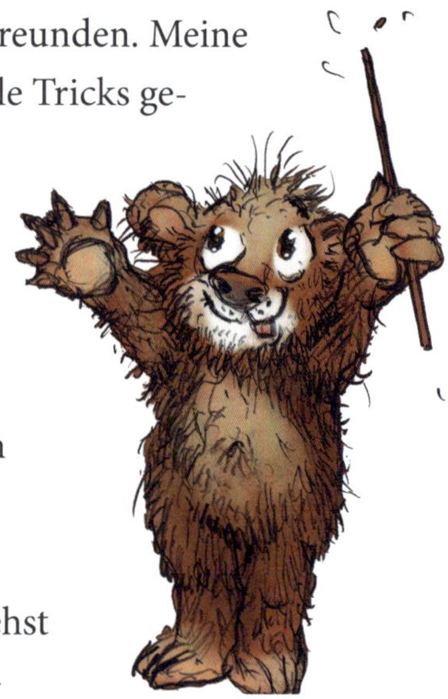

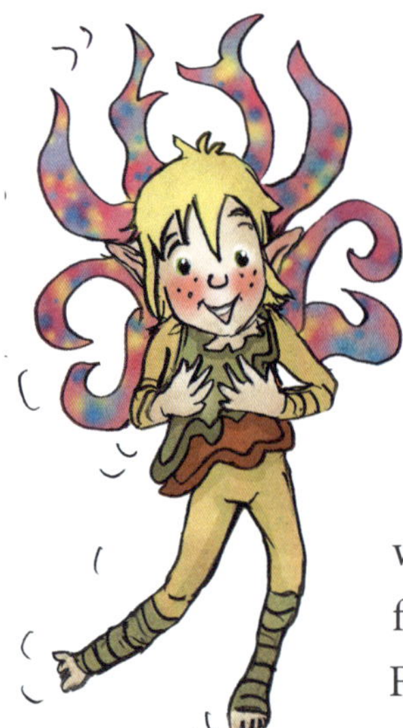

Auf Seite 33 siehst du mich überglücklich, denn Bär gibt mir meinen Zauberstab zurück.

Er berichtet, dass er auf dem Weg zu Fuchs war, um ihm beim Ausbau seiner Höhle zu helfen. Dabei hat er meinen Zauberstab gefunden. Fuchs war aber nicht bei seinem Bau, denn er war unterwegs zu Eichhörnchen, um ihr ein paar Nüsse zu bringen.

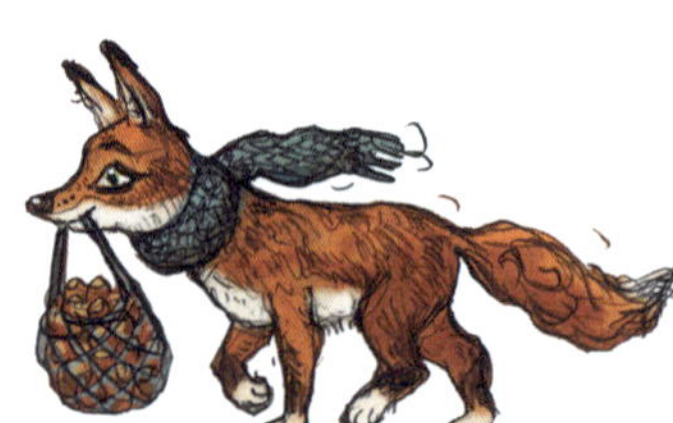

Doch auch Eichhörnchen war nicht zu Hause, weil sie Buntspecht beim Lochbohren helfen wollte. Aber Buntspecht half mir ja beim Suchen.

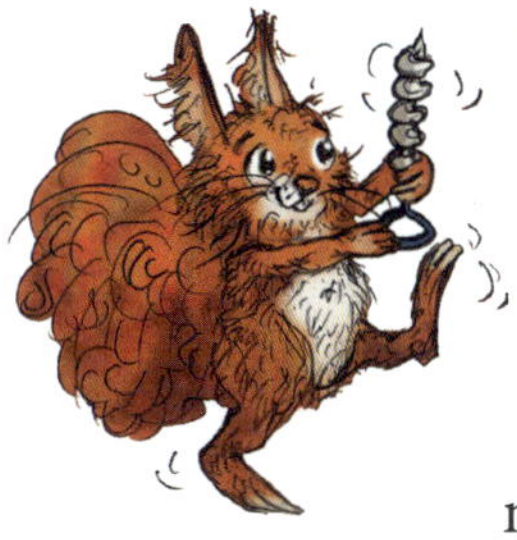

Buntspecht und ich sind sprachlos vor Glück, weil sich alle Tiere gegenseitig helfen möchten. Niemand wird allein gelassen. Die Tiere freunden sich miteinander an. In Freundschaften hilft man sich gegenseitig, hört zu, merkt, wenn andere Hilfe brauchen, entschuldigt sich und verbringt Zeit miteinander. Dafür braucht es keine Zauberei.

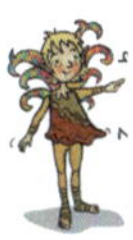

MEIN SCHLAUER ELFENTIPP FÜR DICH

WIE SCHLIESST MAN FREUNDSCHAFTEN?

- Gehe auf andere zu und sprich sie an!
- Frage sie, ob sie mit dir spielen wollen!
- Suche nach Gemeinsamkeiten!
  Vielleicht habt ihr das gleiche Hobby?
- Zeige Interesse an ihnen und höre ihnen zu!
- Verabrede dich mit ihnen!
- Frage sie auch nach ihren Wünschen und Spielvorschlägen!

ABSCHIED NEHMEN

ODER WIE WIR ELFEN SAGEN: NAMÁRIË – LEBEWOHL

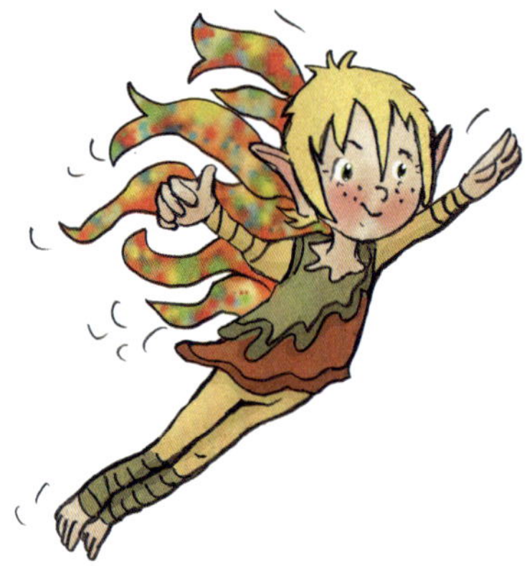

Wir kennen uns nun schon eine ganze Weile, haben viel voneinander gelernt und auch Geheimnisse miteinander geteilt. Ich möchte dir sagen: **»Das hast du großartig gemacht und du kannst sehr stolz auf dich sein.«**

Du hast viele Elfentricks ausprobiert und geübt. Du hattest den Mut, etwas zu verändern, und hast nicht aufgegeben, wenn es nicht geklappt hat. Das ist große Klasse! Das beweist auch ein Blick auf deine Stärkenkarte, die bestimmt aus allen Nähten platzt, so voll ist sie.

Du hast ganz viel über dich und deine Gefühle gelernt. Du kennst Tricks, wie du mit schwierigen Gefühlen und Situationen umgehen kannst. Du kannst auf deine Stärken vertrauen. Und wenn du mal unsicher bist, schau einfach auf deiner Stärkenkarte nach. Manchmal braucht es eine kleine Erinnerung, das ist ganz normal.

Jetzt verabschiede ich mich von dir und wünsche dir alles Gute und viel Spaß in deiner eigenen zauberhaften Gefühlsabenteuerwelt.

Viele Grüße

Dein Loki

WALDELF LOKI

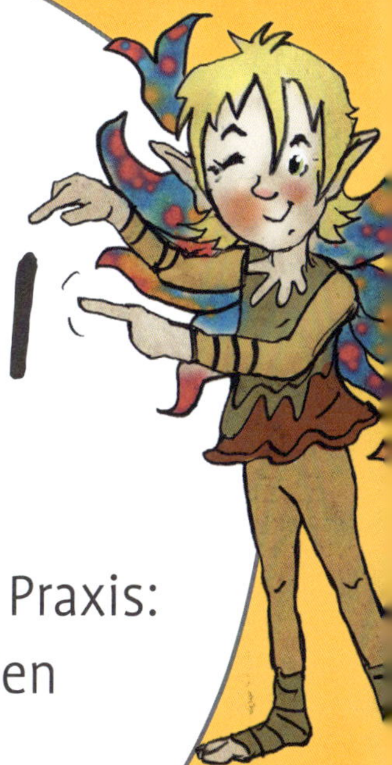

III Ressourcen für die therapeutische Praxis: Wissen, Interventionen, Materialien

1 Hinweise zur therapeutischen Arbeit mit der Geschichte

Die Bilderbuchgeschichte *Waldelf Loki und sein Gefühlsabenteuer* richtet sich an Kinder im Alter von 3 bis 8 Jahren. Aber natürlich lesen auch ältere Kinder und Erwachsene gerne Märchen, und so dürfen sich selbstverständlich Groß und Klein an Loki erfreuen. Die Geschichte vom kleinen Waldelfen Loki kann sowohl zu Beginn der Therapie als Eisbrecher eingesetzt werden, als auch im Verlauf des psychotherapeutischen Prozesses.

Die Geschichte von Loki, dem Waldelf. Das Herzstück des Buches ist die Bildergeschichte, die Kindern anhand von Loki die Bandbreite unserer Gefühle und Strategien im Umgang mit überschießenden Gefühlen aufzeigt. Zielgruppe für die Geschichte sind vor allem kleine Patient:innen, die Schwierigkeiten im Umgang mit ihren eigenen Gefühlen haben und / oder sich schwertun, ihre Emotionen zu erkennen und zu regulieren. Das Buch bietet ihnen einen märchenhaften Zugang zu diesem komplexen Thema. Das Abenteuer von Loki, der verzweifelt seinen verlorenen Zauberstab sucht, hilft den kleinen Leser:innen, sich mit Gefühlen auseinanderzusetzen, sie anhand von Mimik, Gestik und Handlungsimpulsen zu erkennen, und zeigt am Modell Loki auf liebevolle Weise auf, wie man sinnvoll und zielführend mit Gefühlen umgehen kann. So fördert die Geschichte nicht nur das Verständnis für die Vielfalt der Gefühle, sondern vermittelt auch einfache, kindgerechte Techniken zur Emotionsregulation. Ziel ist es, dass Kinder durch die Hauptfigur Loki lernen, wie wichtig es ist, über die eigenen Gefühle zu sprechen, sie zu akzeptieren und konstruktive Wege zu finden, mit ihnen umzugehen. Dieses Buch soll daher ein Hilfsmittel für Therapeut:innen sein, um Kinder in ihrer emotionalen Entwicklung zu unterstützen und ihnen dabei zu helfen, ein gesundes Verhältnis zu ihren Gefühlen aufzubauen.

Kindererklärteil zur Selbstreflexion. Nach der Geschichte folgt im zweiten Teil des Buches ein psychoedukativer Kindererklärteil. Hier wendet sich Loki direkt an das Kind und informiert es kindgerecht über Gefühle. Es wird der Unterschied zwischen angenehmen und unangenehmen Gefühlen (auch in ihrer Intensität und Dauer) erklärt und welche Bewältigungsstrategien es in schwierigen Situationen (Stress, Streit, Frustration) gibt. Das Kind lernt mithilfe der Arbeitsmaterialien, sich besser zu verstehen, zwischen ungünstigen und günstigen Verhaltensstrategien zu unterscheiden, den Zusammenhang zwischen Auslösern (z.B. Gedankenmustern) und ihren Gefühlen zu erkennen. Die Kinder bekommen Alternativen zu ihren bisherigen Verhaltensweisen angeboten. Sie lernen Achtsamkeitsübungen kennen und erhalten die Möglichkeit, sich als selbstwirksam zu erleben. Zudem reißt der Kindererklärteil an, wie wichtig Gemeinschaft und das soziale Miteinander als Grundbedürfnis für ein Individuum sind. Gelingen uns gute

Beziehungen kann dies sehr zu unserer psychischen Gesundheit und emotionalen Stabilität beitragen.

Einsatz bei Emotionsregulationsdefiziten im Kindesalter. Schwierigkeiten in der Emotionsregulation sind erhebliche Risikofaktoren für die Entstehung und Aufrechterhaltung vieler kinder- und jugendpsychiatrischer Störungsbilder. Emotionsregulationsstörungen können sich bei Kindern in unterschiedlicher Weise und unterschiedlicher Ausprägung zeigen und sind u. a. bei emotionalen Störungen des Kindesalters, Störungen des Sozialverhaltens mit oppositionellem, aufsässigem Verhalten und der Aufmerksamkeitsdefizit- und Hyperaktivitätsstörung (ADHS) zu beobachten. Je nach Schweregrad der Symptomatik kann man zwischen Schwierigkeiten in der Emotionsregulation oder Störung der Emotionsregulation unterscheiden. Symptomatisch können sie sich in Form von Gereiztheit, Wutanfällen, Schlafproblemen, Konzentrationsproblemen, sozialer Ängstlichkeit, Trennungsangst, Somatisierung u.v.m. äußern. In allen Fällen ist die Arbeit an Gefühlen, insbesondere die Wahrnehmung, das Benennen und Strategien zum Umgang mit ihnen, ein hilfreicher Ansatz, der durch die Arbeit mit diesem Buch unterstützt werden kann.

2 Wie können Eltern den therapeutischen Prozess unterstützen?

Eltern kommt im Rahmen der therapeutischen Arbeit eine sehr wichtige Aufgabe zu. Ermutigen Sie sie, mit ihren Kindern über Lokis schlaue Elfentipps zu sprechen und die bearbeiteten Arbeitsblätter anzuschauen. Wenn es den Eltern gelingt, für ihr Kind ein Übungsfeld zu schaffen, in dem es z. B. zu Hause Achtsamkeitsübungen ausprobiert oder über Gefühle spricht, kann der Transfer des vom Kind neu oder wieder Gelernten in den Alltag besser gelingen. So wie ein Muskel trainiert werden muss, muss auch das neu erworbene Wissen oder die neu erlernte Methode häufig angewendet werden, um in eine Art Routine überzugehen. Dabei können Eltern mit gutem Beispiel vorangehen und selbst über ihre Gefühle sprechen (auch um den Gefühlswortschatz ihres Kindes zu erweitern) oder die Achtsamkeitsübungen gemeinsam mit ihrem Kind ausprobieren. Im besten Falle kann dies sogar zu einem abendlichen Ritual werden. Gleichzeitig ist es hilfreich, die Eltern dafür zu sensibilisieren, positive Veränderungen bei ihrem Kind wahrzunehmen, auch wenn es manchmal nur kleine Schritte sind, und diese lobend bzw. verstärkend zurückzumelden. Kinder brauchen Ermutigung und das Feedback, dass sich ihre Anstrengungen lohnen und wahrgenommen werden. Zur Verbesserung der Compliance können Sie den Eltern **INFO 1** »Wie können Sie Ihr Kind im Behandlungsprozess unterstützen?« mitgeben und sie in regelmäßigen Abständen am therapeutischen Verlauf teilhaben lassen. Wenn es den Eltern bzw. Bezugspersonen des Kindes selbst schwerfällt, Gefühle zu benennen, kann es hilfreich sein, diese in einem gemeinsamen Termin einzubeziehen und z. B. das Buch erneut zu Dritt zu lesen oder anderweitige Techniken zur Gefühlswahrnehmung einzusetzen. Auch spielerisches Vorgehen, wie z. B. Gefühlspantomime, oder andere Spiele rund um das Thema Gefühle eignen sich hier.

3 Informationen für die Einzeltherapie mit dem Kind

3.1 Impulse für das gemeinsame (Nach-)Besprechen der Geschichte

Lesen Sie gemeinsam in entspannter Atmosphäre die Geschichte von Waldelf Loki. Die folgenden Fragen können Sie als Anregungen für ein Gespräch mit dem Kind über die Geschichte nutzen. Abhängig vom Alter, Entwicklungsstand und der Konzentrationsfähigkeit des Kindes bieten sich folgende Impulsfragen sowohl während des Vorlesens als auch später für eine Nachbesprechung an.

Begegnung mit dem Bären. Folgende Fragen bieten sich für die Seiten 10–14 an:

- **Traurigkeit.** *»Loki ist traurig, weil er seinen Zauberstab verloren hat. Schau dir einmal das Bild von Loki an. Woran erkennst du, dass Loki traurig ist?«* Mögliche Merkmale können mit dem Kind herausgearbeitet werden: hängende Schultern, heruntergezogene Mundwinkel, Tränen, die über das Gesicht kullern usw.
- **Enttäuschung.** *»Der Bär ist an dieser Stelle enttäuscht. Warum ist der Bär enttäuscht? Woran kannst du das im Bild erkennen?«* Weitergehende Fragen zur selbst reflektiven Auseinandersetzung können sein: *»Hattest du selbst schon einmal ein enttäuschendes Erlebnis? Wenn ja, was hat dich enttäuscht?«*
- **Scham.** *»Siehst du hier (S. 13), wie rot Bärs Gesicht anläuft? Er schämt sich. Woran erkennst du das noch?«* Folgende Merkmale können an dieser Stelle mit dem Kind erarbeitet werden: Bär zieht den Kopf ein und versucht, sich klein zu machen. Schweißperlen sind zu sehen. Weitere Anzeichen von Scham, die das Kind vielleicht schon kennt: direkter Blickkontakt wird vermieden, indem der Blick gesenkt ist oder die Person wegschaut, die Schultern hängen nach unten, möglicherweise gibt es Anzeichen von Nervosität wie leichtes Zittern, die Stimme wird leiser.

Begegnung mit dem Fuchs. Bei der Begegnung mit dem Fuchs (S. 15–20) können diese Fragen zur Exploration hilfreich sein:

- **Ärger.** *»Loki ärgert sich über Fuchs, weil dieser, ohne Zaubern zu können, einfach seinen Bau vergrößern wollte. Woran erkennst du Lokis Ärger?«* Hier können folgende typische Anzeichen auf der Körperebene mit den Kindern erarbeitet werden: Loki spürt seinen Ärger im Bauch in Form eines »Grummelns«. Mögliche Fragen an das Kind sind: *»Kennst du das? Spürst du manchmal auch deinen Ärger im Körper? Wo sitzt dein Ärger?«*
- **Zähltrick.** *»Hast du eine Idee, warum Loki anfängt zu zählen?«* Mit dieser Frage kann die Neugierde auf die Elfentipps geweckt werden, mit dem Hinweis, dass das Zählen hilft, sich von Ärger abzulenken. Dem Kind kann erklärt werden, dass das Zählen dem Gehirn Zeit gibt, über das Geschehen nachzudenken, ohne impulsiv zu handeln. Es ist wie eine kleine Pause, in der man entscheiden kann, wie man am besten reagiert. Das innere Zählen gibt Loki die Kontrolle über seine Gefühle zurück.

- **Schuldgefühle.** »*Warum hat Fuchs ein schlechtes Gewissen? Kennst du dieses Gefühl? Hattest du auch schon einmal ein schlechtes Gewissen? Was hast du danach getan?*« Oft erleben Kinder ein schlechtes Gewissen, wenn sie etwas getan haben, das als »moralisch falsch oder unangemessen« angesehen wird, oder wenn sie gegen eine Regel verstoßen haben. So kann es zum Beispiel sein, dass das Kind einem Freund das Spielzeug weggenommen oder kaputt gemacht oder jemanden angelogen hat. Typische hilfreiche Verhaltensweisen, die positiv verstärkt werden können, sind Entschuldigungen und die Übernahme von Verantwortung. Eine aufrichtige Entschuldigung kann helfen, das schlechte Gewissen zu lindern. Als Therapeut:in kann man hier auch normalisieren und betonen, dass es normal ist, Fehler zu machen, solange man daraus lernt. Dazu kann das Kind gefragt werden, was es aus der Situation gelernt hat und wie es in Zukunft anders handeln könnte.

Begegnung mit dem Eichhörnchen. Die folgenden Impulsfragen eignen sich optimal für die Begegnung mit dem Eichhörnchen (S. 21–25):

- **Ärger.** »*Siehst du (S. 23), wie sich Loki über Eichhörnchen ärgert, weil sie sich einen Nussvorrat herbeizaubern wollte? Woran erkennst du Lokis Ärger?*« Anhand der Illustration können gut die sichtbaren Merkmale herausgearbeitet werden. Dazu zählen das mit dem Fuß aufstampfen, die Hände in die Hüfte stemmen, strenger Gesichtsausdruck sowie die im Text beschriebene körperliche Missempfindung des Herzrasens.
- **Bewusstes Ein- und Ausatmen.** »*Loki ist auf S. 25 ganz verzweifelt. Er möchte endlich wissen, wo sein Zauberstab ist. Warum atmet Loki hier tief ein und aus? Hast du eine Idee?*« Das tiefe Ein- und Ausatmen bei übermäßigem Ärger hat eine physiologische Grundlage. In stressigen oder wütenden Momenten neigt der Körper dazu, in den sogenannten »Kampf-oder-Flucht«-Modus überzugehen, was zu einem schnellen Herzschlag, flacher Atmung und Muskelspannung führt. Das bewusst entgegengesetzte, tiefe Ein- und Ausatmen lenkt vom Ärger ab, senkt die Herzfrequenz, verbessert die Sauerstoffversorgung im Körper und reduziert die Anspannung der Muskeln. Das tiefe Ein- und Ausatmen ist also ein einfaches und praktisches Werkzeug, um die übermäßig starken Gefühlen zu reduzieren und ihnen eine Pause zu geben, bevor man reagiert.
- **Entschuldigungen.** »*Wofür entschuldigt sich Eichhörnchen? Hast du dich auch schon einmal für etwas entschuldigt? Hat der andere die Entschuldigung angenommen? Hat sich schon mal jemand bei dir entschuldigt und wie hat sich das für dich angefühlt?*« An der Stelle kann kindgerecht herausgearbeitet werden, wofür Entschuldigungen gut sind und inwiefern sie helfen, mit Gefühlen umzugehen. Als Beispiel kann erarbeitet werden, dass Entschuldigungen helfen können, einen Streit zu beenden und wieder ein friedliches Miteinander zu schaffen. Es zeigt, dass man zusammen eine Lösung finden möchte. Entschuldigungen signalisieren, dass man versteht, dass das eigene Verhalten falsch war und man es in Zukunft besser machen möchte.

- **Trösten.** »*Loki ist ganz traurig, weil er sich ohne seinen Zauberstab gar nicht mehr als richtiger Waldelf fühlt. Fuchs und Eichhörnchen versuchen, Loki zu trösten und ihm Mut zu machen. Wie machen sie das?*« Mögliche Hinweise können sein: Fuchs versucht, Loki verbal aufzumuntern, und Eichhörnchen nickt als Geste bestätigend und nimmt ihn bei der Hand. Das Kind kann gefragt werden, ob es selbst schon einmal getröstet wurde und wie es sich dabei gefühlt hat. Es kann auch gesammelt werden, welche hilfreichen Verhaltensweisen dem Kind zum Trösten einfallen: dem anderen zeigen, dass er/sie nicht allein ist; aktives und aufmerksames Zuhören und durch Körperhaltung und Blickrichtung signalisieren, dass man aufmerksam zuhört; Verständnis zeigen, z. B. durch Nicken; verbale Ermutigung; körperliche Nähe, z. B. in den Arm nehmen; gemeinsame Aktivitäten, z. B. zusammen spazieren gehen oder spielen, um sich abzulenken.

Begegnung mit Buntspecht. Als Loki dem Buntspecht begegnet (S. 26–32), hat sich sein Ärger deutlich zugespitzt, sodass er »aus der Haut« fahren könnte. Die zunehmende Intensitätssteigerung bei Frustrationserlebnissen kann hier gut mit dem Kind aufgegriffen werden.

- **Wut.** »*Woran erkennst du, dass Loki wütend auf Buntspecht ist?*« Hier kann auf die Steigerung der Intensität von Lokis Ärger bis hin zur Wut hingewiesen werden. »*Siehst du, wie Loki vor Wut in die Luft geht und im Zickzack fliegt?*« Mit dem Kind kann besprochen werden, ob es eine solche Situation kennt, in der es immer wütender geworden ist.
- **Was löst Wut bei anderen aus?** »*Wie reagiert Buntspecht darauf?*« Hier kann mit dem Kind erarbeitet werden, dass für Buntspecht Lokis Zorn völlig überraschend kommt. Er zuckt regelrecht zusammen und versteht gar nicht, warum Loki so wütend ist. Gut, dass das Eichhörnchen ihm die Situation erklären kann, denn dazu ist Loki viel zu aufgeregt.
- **Kognitive und körperliche Strategien zur Emotionsregulation.** »*Warum ballt Loki die Hände zu Fäusten?*« Hier kann auf den Elfentipp des Fäusteballens verwiesen werden, der sowohl Entspannung als auch Energie vermittelt. Zusätzlich wendet Loki den Mut-Mach-Satz »Ich schaffe das!« an. Durch positive Selbstinstruktionen stärkt er sein Selbstvertrauen und motiviert sich selbst. Hier bietet es sich an, direkt das Kind zu fragen, ob es selbst solche positiven Sätze kennt. Welche helfen dem Kind in schwierigen Momenten?

Das Happy End. Zum Ende der Geschichte tritt das Spektrum positiver Gefühle in den Vordergrund, die ebenfalls hinsichtlich ihres Ursprungs sowie ihrer Mimik und Gestik besprochen werden können:

- **Freude.** »*Siehst du (S. 33), wie glücklich Loki ist? Woran erkennst du das?*« Zum Beispiel könnte man darauf hinweisen, dass Loki lacht, seine Augen strahlen und er vor Freude in die Luft steigt. Oder: »*Der Bär freut sich auf Seite 37 über ein Glas Honig. Woran erkennst du das?*« Typische Anzeichen können ein breites Lächeln, glänzende Augen und eine aufrechte, sehr entspannte Körperhaltung sein.

- **Freundschaft und soziales Miteinander.** *»Buntspecht und Loki freuen sich darüber, dass sich die Tiere untereinander helfen. Ist das für eine Freundschaft wichtig? Hättest du auch mitgeholfen?«* Hier kann mit dem Kind erarbeitet werden, warum gegenseitige Unterstützung und Hilfe in einer Freundschaft so bedeutsam sind. Man könnte auch fragen: *»Wie fühlen sich Buntspecht und Loki, wenn sie anderen helfen? Hat dir schon einmal ein Freund geholfen? Was hat das für dich bedeutet? Hast du schon einmal einem Freund geholfen, wie hat er/sie reagiert?«*

3.2 Spezifische Interventionen, die aus der Geschichte abgeleitet werden

Kinder wollen wahrgenommen werden und wünschen sich ungeteilte Aufmerksamkeit. Soziale Anerkennung bzw. Zugehörigkeit ist ein Grundbedürfnis (Bedürfnispyramide nach Maslow, 1943), das für eine gesunde psychische Entwicklung erfüllt sein muss. Kinder brauchen (positive) Vorbilder, an denen sie sich orientieren können. Wenn Erwachsene mit Kindern über ihre und deren Gefühle sprechen, diese benennen und mit der Situation und den damit verbundenen Gedanken in Verbindung bringen, schärfen sie die Wahrnehmung der Kinder für das eigene Befinden und erhöhen damit ihre Introspektionsfähigkeit. Sie erwerben ein Vokabular, das ihnen den Austausch über Gefühle erleichtert. Je früher Kinder lernen, sich mitzuteilen, desto leichter fällt es ihnen, auch über unangenehme Situationen und Empfindungen zu sprechen und differenziert Auskunft zu geben. Eltern, Erzieher:innen, Psychotherapeut:innen und andere Bezugspersonen, aber auch Loki, können als Modelle fungieren.

Je abstrakter eine Situation ist, desto schwerer fällt dem Kind der Transfer in die eigene Lebenswelt. Ein ermutigendes Umfeld und echtes Interesse an den eigenen Erfahrungen helfen Kindern, mit eigenen schwierigen Gefühlen umzugehen und Frustrationstoleranz zu entwickeln. Sie müssen Vertrauen in Erwachsene entwickeln, um Schwächen offenbaren zu können. Jedes Kind hat sein eigenes (Entwicklungs-)Tempo und muss darin bestärkt werden. Erfolge (auch kleine Schritte) müssen anerkannt, wahrgenommen und wertgeschätzt werden. Dies stärkt die Selbstwirksamkeitserwartung und ermutigt die Kinder, an ihren Schwächen weiter zu arbeiten. Ermutigen Sie daher Ihre Patient:innen, die Strategien von Loki unvoreingenommen und mit Neugierde auszuprobieren.

3.2.1 Gefühle entdecken mit »Waldelf Loki«

Gefühle sind ein zentraler Aspekt des menschlichen Erlebens. Sie beeinflussen, wie wir die Welt um uns herum wahrnehmen und auf sie reagieren. Obwohl Gefühle oft als etwas Subjektives angesehen werden, erfüllen sie wichtige Funktionen für unser Überleben. Es gibt eine Vielzahl von Gefühlen, die sich in ihrer Intensität und Qualität unterscheiden. Angenehme Gefühle wie Freude, Liebe und Zufriedenheit bereichern unser Leben und geben uns Kraft. Sie fördern soziale Bindungen und motivieren uns, neue

Ziele zu erreichen. Unangenehme Gefühle, wie Angst, Wut und Trauer, warnen uns vor Gefahren, helfen uns, Verluste zu verarbeiten, und können uns zu Veränderungen motivieren.

Auch Loki und die Waldtiere durchleben in der Bilderbuchgeschichte unterschiedliche Gefühle, die sowohl bildhaft als auch im Text aufgegriffen werden. Die Geschichte kann genutzt werden, um mit den Kindern Gefühle zu entdecken bzw. emotionale Reaktionen zu erklären, sie zu benennen, herauszuarbeiten, woran man sie erkennt, und wie andere darauf reagieren.

In einem ersten Schritt kann mit den Kindern **AB 1** »Mein Steckbrief« ausgefüllt werden. Die Kinder haben dabei die Möglichkeit, sich selbst zu beschreiben und zu erzählen, mit welchen Gefühlen sie sich schon gut auskennen bzw. welche sie oft spüren. Dieses Arbeitsblatt dient dem Kennenlernen zwischen Behandler:in und Patient:in zu Beginn einer Therapie und gibt erste Informationen über die Introspektionsfähigkeit des Kindes.

AB 1 »Mein Steckbrief«	
Material	Arbeitsblatt, Stifte
Dauer	10 Minuten
Anleitung	Füllen Sie gemeinsam mit dem Kind den Steckbrief aus. Was kann es von sich erzählen? Damit es dem Kind leichter fällt, etwas über sich zu erzählen, können Sie zunächst den Steckbrief von Loki und / oder das Vorwort, in dem sich Loki näher vorstellt, vorlesen.
Impulsfragen	▶ Loki erzählt, dass er früher oft Streit hatte und laut geschrien hat. Kennst du das von dir auch? Mit wem hast du manchmal Streit? ▶ Loki beschreibt, dass er manchmal vor Freude ganz viel Quatsch gemacht hat und dann Ärger mit seinen Eltern bekommen hat. Kennst du das auch? Warum bekommst du Ärger?
Alternative Interventionsvorschläge	Der Steckbrief kann selbstverständlich um weitere Fragen ergänzt werden, je nachdem wie erzählfreudig das Kind ist.

Im Folgenden sind die zentralen Emotionen des Buches ausführlicher erläutert.

Traurigkeit. Traurigkeit ist eine der Basisemotionen, deren äußerlich sichtbare Merkmale meist schmale Augen, herabhängende Mundwinkel, ein nach vorne geneigter Kopf und hängende Schultern sind. Auf der Verhaltensebene geht Traurigkeit häufig mit Niedergeschlagenheit, Weinen und sozialem Rückzug einher. Vor allem Kinder beschreiben oft ein eher diffuses Gefühl. Sie fühlen sich schlecht, können es aber oft nicht genauer benennen. Sie neigen eher als Erwachsene zu psychosomatischen Beschwerden wie Kopf- und Bauchschmerzen. Das Gefühl der Traurigkeit kann beim Gegenüber das Bedürfnis wecken, Trost zu spenden, aber auch Hilflosigkeit und Ärger (durch Überforderung) auslösen. Dabei reagieren nicht alle traurigen Menschen gleich auf tröstende Gesten. Manche sind empfänglich für tröstende Worte, lassen sich gerne in den Arm nehmen und möchten über ihre Gefühle oder die traurige Situation sprechen. Andere wiederum können verbalen Trost oder körperliche Nähe nicht ertragen (dies würde die Situation für sie in diesem Moment eher noch verschlimmern). Diese Menschen machen dann ihre Traurigkeit oft (zunächst) mit sich selbst aus. Kinder zeigen ihre Traurigkeit oft durch Tränen, wirken dabei aber sozial ungehemmt. Sie lassen sich in der Regel bereitwillig auf tröstende Gesten ein. Erwachsene hingegen neigen eher dazu, die Tränen zu unterdrücken, und versuchen, die Situation mit sich selbst auszumachen.

In der Geschichte findet sich das Gefühl der Traurigkeit an verschiedenen Stellen wider. Auf Seite 11 bspw. ist Loki betrübt, weil er seinen Zauberstab verloren hat. Seine Wangen sind gerötet und sein Kopf ist leicht nach vorne gebeugt. Bär erkennt Lokis Traurigkeit und spricht ihn an. Auch auf Seite 25 ist Loki traurig und zeigt dies gestisch, indem er den Kopf hängen lässt. Er fühlt sich in diesem Moment ohne seinen Zauberstab gar nicht mehr wie ein Elf. Eichhörnchen versucht, ihn zu trösten und aufzumuntern.

Enttäuschung. Die äußerlich sichtbaren Merkmale der Enttäuschung ähneln denen der Traurigkeit. Wenn Erwartungen nicht erfüllt werden, reagieren Menschen häufig mit Enttäuschung. Je nach Kontext erleben sich die Menschen dann als nicht selbstwirksam oder unzulänglich z. B. wenn sie ihre eigenen Erwartungen an sich selbst oder die Erwartungen anderer nicht erfüllen konnten. Sie können sich aber auch nicht wahrgenommen oder sogar abgelehnt fühlen, wenn andere ihre eigenen Erwartungen nicht erfüllen. Mögliche reaktive Verhaltensweisen können sein: Selbst- oder Fremdabwertung, sozialer Rückzug, Weinen, aggressives Verhalten etc. Kinder erleben ständig Erwartungsenttäuschungen durch Einschränkungen, z. B. durch ihr Entwicklungsalter und die damit verbundenen geistigen und körperlichen Grenzen, durch Verbote und mangelnde Erfüllung von Wünschen durch Bezugspersonen. Durch Ermutigung von außen und stetige Entwicklungsschritte steigt die Frustrationstoleranz, sodass es Kindern bei einer gesunden psychischen Entwicklung zunehmend leichter fällt, mit Enttäuschungen umzugehen.

In der Geschichte findet sich auch Enttäuschung wieder. Eine zentrale Stelle findet sich auf Seite 12, hier ist Bär enttäuscht, als es ihm nicht gelingt, sich mit dem gefundenen Zauberstab ein Glas Honig herbeizuzaubern. Knurrend erzählt er Loki von seinem missglückten Versuch und drückt auf der Verhaltensebene die Enttäuschung aus, indem er den Zauberstab wegwirft. Auf der Seite 17 spricht der Fuchs abfällig über den Zauberstab. Er ist genervt, dass er seine Höhle selbst bauen muss und sie nicht einfach schnell erweitern konnte.

Ärger. Ärger ist ebenfalls eine Grundemotion. Zu den äußerlich sichtbaren Merkmalen gehören zusammengezogene Augenbrauen, zusammengekniffene Augen, zusammengepresste Lippen, eine angespannte Körperhaltung, zu Fäusten geballte Hände und hochgezogene Schultern. Ärger zeigt sich verhaltensmäßig z. B. in starker Gereiztheit und Ungeduld, geht aber oft auch mit depressiver Verstimmung oder Unzufriedenheit einher. Ein dahinterstehendes Bedürfnis kann der Wunsch nach Anerkennung sein. Ärger kann sich verbal und körperlich gegen sich selbst, andere Personen / Lebewesen oder

Gegenstände richten. Kinder reagieren häufig auf Überforderung, Scham oder empfundene Kränkung mit Ärger, der sich psychosomatisch z. B. als »Bauchgrummeln« äußern kann. Durch Modelllernen (wie geht man adäquat mit Ärger um) und Gespräche über Gefühle, die es dem Kind erleichtern, seine Bedürfnisse, Wünsche und Empfindungen auszudrücken, kann es lernen, seinen Ärger zu regulieren.

In der Geschichte wird der mimische und gestische Ausdruck von Ärger sowie dessen unterschiedliche Intensität sprachlich und bildlich dargestellt. In der Bilderbuchgeschichte zeigt sich Ärger u. a. auf Seite 13, als Loki empört reagiert, nachdem er erfährt, dass Bär nicht nur zaubern wollte, sondern aus Enttäuschung den Zauberstab weggeworfen hat. Loki zieht die Augenbrauen hoch und bringt seine Missbilligung durch Sätze wie »Das darf man nicht!« und »So etwas lernt man in der Zauberschule!« zum Ausdruck. In einer weiteren Szene auf Seite 18 schüttelt Loki fassungslos vor Ärger den Kopf. Er spürt ein Grummeln im Bauch und macht eine Achtsamkeitsübung, um seinen Ärger zu kontrollieren. Auf Seite 23 wird Loki noch ärgerlicher und stampft mit dem Fuß auf, weil auch Eichhörnchen ihm erzählt, dass sie versucht hat zu zaubern und danach den Zauberstab weggeworfen hat. Loki stemmt die Hände in die Hüfte und macht Eichhörnchen Vorwürfe, weil sie nicht bereit war, sich selbst einen Nussvorrat anzulegen. Auf Seite 24 ärgert sich Loki über Bär, Fuchs und Eichhörnchen, die alle nicht nur verbotenerweise versucht haben zu zaubern, sondern auch noch seinen Zauberstab grundlos weggeworfen haben. Auch spürt er Verzweiflung und verliert die Zuversicht, seinen Zauberstab wiederzufinden.

Auf dem **AB 2** »Gefühlskunst: Wie siehst du aus, wenn du ärgerlich bist?« bekommen die Kinder die Möglichkeit einmal darüber nachzudenken, wie sich Ärger bei ihnen körperlich anfühlt und zeigt. Sie werden angeregt, über ihren eigenen Ärger zu sprechen und diesen mit ihren körperlichen Empfindungen zu verknüpfen.

AB 2 »Gefühlskunst: Wie siehst du aus, wenn du ärgerlich bist?«	
Material	Arbeitsblatt, viele bunte Stifte
Dauer	15 Minuten
Anleitung	Das Kind soll sich an eine Situation erinnern, in der es selbst ärgerlich / wütend war.
Impulsfragen	▶ In welcher Situation hast du dich schon einmal geärgert? ▶ Wie stark hat sich das angefühlt? ▶ Woran hätte ich deinen Ärger erkannt?

Wut / Zorn. Wut ist die Steigerung der Basisemotion Ärger. Sie wird als intensiver empfunden, oftmals stärker auf Verhaltensebene ausagiert und kann sich ebenfalls gegen sich selbst oder andere richten.

Wut zeigt sich in der Geschichte auf S. 27, als Loki wütend auf Buntspecht reagiert, weil dieser seinen Zauberstab einen »doofen Ast« nennt. Loki verliert die Geduld, weil sich Buntspecht zudem uneinsichtig zeigt. Er hält sich die Ohren zu, will nichts mehr von Buntspechts Ausreden hören. Seine Wut wird immer größer, als er erfährt, dass dieser seinen Zauberstab weggeworfen hat. Loki geht zornig in die Luft, fliegt zickzack und seine Flügel schlagen aneinander. Buntspecht reagiert erschrocken und zuckt zusammen. Loki macht eine Achtsamkeitsübung (Fäuste ballen) und spricht sich selbst Mut zu: »Ich schaffe das!«

Die Gefühle Wut und Ärger sind ideal geeignet, um Kindern die unterschiedliche Intensität von Gefühlen zu veranschaulichen. Im Kindererklärteil wird mithilfe eines »Gefühlsbarometers« bildhaft gezeigt, dass Gefühle unterschiedlich intensiv wahrgenommen und auch unterschiedlich lang sein können. Hier kann das Kind angeleitet werden, sich an eine Situation zu erinnern, in der es wütend war, und die Stärke zu Beginn und im Verlauf der Situation einzuschätzen. Faktoren (von außen und intrinsisch motiviert), die die Stärke des Gefühls verringert oder vergrößert haben, können zusammen gesammelt werden. **AB 4** »Mein Gefühlsbarometer« kann hier als Arbeitsblatt eingesetzt werden.

AB 4 »Mein Gefühlsbarometer«	
Material	Arbeitsblatt, Stifte
Dauer	15 Minuten
Anleitung	Lesen Sie gemeinsam mit dem Kind Lokis Ausführungen zum Thema Intensität von Gefühlen. Betrachten Sie sein Gefühlsbarometer. Sieht das Kind den Unterschied in der Intensität der Wut? Anschließend soll sich das Kind selbst an eine Situation erinnern, in der es ärgerlich / wütend war, und die Stärke dieses Gefühls in einem Gefühlsbarometer eintragen.
Impulsfragen	▶ Schau, Lokis Ärger auf Bär ist bei 1 und auf Buntspecht bei 5. Siehst du den Unterschied? ▶ Siehst du, wie wütend Loki auf Buntspecht ist? Er geht in die Luft und fliegt zickzack! Er hat sich jetzt schon so oft über die Waldtiere geärgert, weil sie alle seinen Zauberstab weggeworfen haben. Buntspecht bekommt jetzt Lokis ganzen Ärger ab. In welcher Situation hast du dich schon einmal geärgert? Wie stark hat sich das angefühlt? Woran hätte ich deinen Ärger erkannt? Was ist danach passiert? ▶ Was hilft Loki, dass sein Ärger auf Bär verraucht? (z. B. Bär schämt sich und sieht seinen Fehler ein. Loki entscheidet sich, Bär keine böse Absicht zu unterstellen, und schöpft Hoffnung, dass er schnell seinen Zauberstab wiederfindet)

Alternative Interventionsvorschläge	Sicherlich finden Sie noch weitere Situationen mit angenehmen und unangenehmen Gefühlen, an denen das Kind das Gefühlsbarometer ausprobieren kann. Exemplarische Impulsfragen für Traurigkeit können sein: »Warst du schon einmal traurig? Wie stark hat sich die Traurigkeit angefühlt? Konnte dich etwas trösten?« Anhand des Gefühlsbarometers können Sie zudem anhand unterschiedlicher Situationen aus der Erlebenswelt des Kindes betrachten und analysieren, wie sich seine Gefühle verändert haben und warum. Das dürfen natürlich auch angenehme Gefühle sein: z. B. die Vorfreude auf den Geburtstag bis zum Tag des Geburtstags (Wo ordnet das Kind seine Freude eine Woche vor dem Geburtstag ein und wo an seinem Geburtstag selbst?). Aber auch unangenehme Situationen, wie der Streit mit einem Geschwisterkind, können angeschaut werden (Wie hat sich der Ärger im Laufe des Streits verändert und warum / wodurch?). Wie hat das Kind aktiv dazu beigetragen, das Gefühl zu regulieren?

Scham. Scham ist ein Gefühl, das im sozialen Kontext (gedanklich oder real) entsteht und sich z. B. in Unsicherheit, Angst, Ertapptfühlen bei regelwidrigem Verhalten, ungewollter Aufmerksamkeit oder dem Erleben von Selbstunwirksamkeit äußert. Physiologisch kann der Körper in diesen Situationen mit Schwitzen, Erröten und Hitzewallungen reagieren. Menschen, die sich schämen, machen sich oft unbewusst klein (geduckte Haltung), als ob sie sich unsichtbar machen wollten. Manche versuchen, der Situation zu entkommen (Fluchtreflex), oder gehen aktiv in die Offensive (rechtfertigender Angriff). Mit letzterem versuchen sie, ihre Verunsicherung zu überspielen, die Aufmerksamkeit von sich abzulenken oder sie erst recht auf sich zu lenken (vorgetäuschte Sicherheit). Insbesondere Kinder neigen aufgrund von sozialer Unsicherheit und einem geringen Selbstwert dazu, sich zu rechtfertigen, die Schuld bei anderen zu suchen, oder sie setzen das schamauslösende Verhalten (z. B. Kaspern) fort und tun damit so, als ob sie die Situation im Griff haben.

In der Geschichte zeigt sich Scham auf verschiedene Weisen. Auf Seite 13 wird gezeigt, wie Bär rot anläuft und kleinlaut antwortet. In diesem Moment würde er am liebsten unsichtbar sein und zieht seinen Kopf ein. Loki reagiert mitleidig, da er spürt, wie peinlich Bär die Situation ist, und sein anfänglicher Ärger verraucht. Auf Seite 19 schämt sich Fuchs, als er erkennt, dass er etwas Unrechtes getan hat. Mit bedröppeltem Gesichtsausdruck und schief liegenden Ohren wird ihm seine Schuld bewusst. Später schaut er verlegen zu Boden, geplagt von einem schlechten Gewissen und dem Wunsch, seine Tat wiedergutzumachen. Auf Seite 23 sieht man, wie Eichhörnchen knallrot anläuft. Sie versucht, sich zunächst herauszureden, verstummt jedoch schnell, als sie Lokis strengen Blick bemerkt.

Verzweiflung. Verzweiflung ist eine emotionale Reaktion und zeigt sich in einem Gefühl starker Hoffnungslosigkeit. In ausgeprägter Form kann sie sich sowohl in trauriger bis depressiver Form (gegen sich selbst gerichtet) präsentieren, in Form von Resignation-Zeigen (Aufgeben), aber auch in Wut umschlagen und in einen Aktivismus bis zur Verzweiflungstat (nach außen gerichtet) münden. Kinder reagieren aufgrund ihres Entwicklungsalters und ihrer starken Bedürfnisorientierung in enttäuschenden Situationen oft sehr emotional. Dabei äußert sich ihre Verzweiflung oft viel ungehemmter als bei Erwachsenen, z. B. in starkem Weinen, Schreien oder wütendem Ausagieren. Auf diese Weise entladen sie sich, lassen ihre Anspannung (ungefiltert) heraus. Danach sind sie oftmals gut durch Trost, Ablenkung oder Lösungsvorschläge zu erreichen.

Verzweiflung zeigt sich u. a. auf Seite 29. Hier verliert Loki langsam die Hoffnung, seinen Zauberstab jemals wiederzufinden. Tränen kullern ihm über das Gesicht. Er macht sich selbst Vorwürfe, weil er nicht besser auf seinen Zauberstab aufgepasst hat, und steigert sich in seine Verzweiflung mit dem negativen Glaubenssatz »Immer passiert mir so etwas« weiter hinein. Seine Gedanken fahren Karussell.

Freude. Freude ist eine Grundemotion. Äußerlich sichtbare Merkmale können mimisch ein Lachen, Lachfältchen an den Augen, eine entspannte Augen- und Nasenpartie sein. Die Körperhaltung wirkt lebendig, locker, entspannt. Freude empfinden Menschen, wenn sie etwas subjektiv Schönes erleben, wenn ihre Erwartungen, Wünsche oder Bedürfnisse erfüllt werden. Auf körperlicher Ebene kann sich Freude als wohliges Kribbeln im Bauch oder auch als Gänsehaut bei Vorfreude bzw. Aufregung vor einem schönen Ereignis äußern. Kinder gehen viele Situationen oft unbefangener an als Erwachsene. Im Spiel tauchen sie in ihre Phantasiewelt ein und verwandeln z. B. Alltagsgegenstände in magische Figuren (So-tun-als-ob-Spiel). Durch diese Unbekümmertheit und die Zufriedenheit mit kleinen Dingen erleben Kinder Freude oft intensiver, leichter und bedingungsloser.

In der Geschichte zeigt sich Freude, als der Bär auf Seite 33 Lokis Zauberstab gefunden hat. Stolz präsentiert er ihn Buntspecht und dem kleinen Waldelf. Loki klatscht begeistert in die Hände, steigt vor Freude in die Luft und umkreist fröhlich den Kopf des Bären. Er strahlt überglücklich. Auf Seite 37 hält der Bär glücklich ein riesiges Glas Honig in seinen Tatzen. Seine Augen leuchten und er strahlt über das ganze Gesicht.

Angst. Angst ist eine Grundemotion. Äußerlich sichtbare Merkmale können in der Mimik weit aufgerissene Augen, gespannte Lippen und Tränen sein. Körperliche Reaktionen sind z. B. Herzrasen, Schwitzen, Blässe, kalte Hände. Die Körperhaltung ist angespannt, flucht- oder angriffsbereit. Kinder haben oft eine lebhafte Fantasie bezüglich ihrer Ängste, vermuten Monster im Kleiderschrank oder unter dem Bett. Entwicklungspsychologisch durchlaufen Kinder verschiedene Angstphasen (z. B. Angst vor Fremden, vor Trennung, vor Dunkelheit).

Angst zeigt sich in der Geschichte auf Seite 29, als Buntspecht seine Tat schnell wiedergutmachen möchte. Er hat Angst, dass ein anderer vor ihnen den weggeworfenen Zauberstab findet, und schlägt bei dem Gedanken daran panisch mit seinen Flügeln.

Mut. Mut ist eine emotionale Reaktion und kann Angst gegenübergestellt werden. Äußerlich sichtbare Merkmale kann mimisch ein entschlossener Gesichtsausdruck sein. Der Blick ist fokussiert. Die Körperhaltung wirkt aufrecht, die Muskeln sind angespannt, handlungsbereit. Im Wort Ermutigung steckt das Wort Mut. Kinder brauchen Ermutigung, um sich ihren Ängsten oder einfach neuen Herausforderungen zu stellen. Sie können noch nicht wie Erwachsene auf ein Grundwissen und ein ausgeprägtes Handlungsrepertoire zurückgreifen. Fehlversuche, Missgeschicke und Enttäuschungen gehören zum Wachsen dazu. Ermutigung und Lernen am Modell können Kindern helfen, über ihre Grenzen zu gehen, Neues auszuprobieren und sich ihren Ängsten zu stellen.

Mut zeigt sich in der Geschichte auf Seite 31, als sich Loki nach seiner Achtsamkeitsübung (Fäuste ballen) beruhigt und sich mit dem positiven Glaubenssatz »Ich schaffe das!« selbst Mut zuspricht (s. **AB 6** »Magische Mut-Mach-Sätze«). Auch Eichhörnchen ermutigt ihn, nicht aufzugeben, und Loki setzt seine Suche fort.

3.2.2 Evolutionäre Bedeutung von Gefühlen (Basisemotionen) und deren (wichtige) Funktion

Aus evolutionärer Sicht wäre die Menschheit ohne die ständige und bestmögliche Anpassung an ihre Umwelt und Umgebung längst ausgestorben. Für das Überleben und die Fortpflanzung war und ist die erfolgversprechendste Selektion aus allen vorhandenen (Überlebens-)Strategien und Handlungsoptionen unabdingbar (Merten, 2003). Auch Gefühle dien(t)en dem Menschen als »Ratgeber« bei der Auswahl von Handlungsoptionen. Sie sind (insbesondere die Basisemotionen Ärger, Angst, Ekel, Freude, Traurigkeit und Überraschung, Ekman & Friesen, 1971, Ekman, 1999) für die soziale Anpassungsfähigkeit an das sich stetig verändernde gesellschaftliche Zusammenleben bis heute und auch zukünftig unverzichtbar.

Denkt man an das beliebte Beispiel des Säbelzahntigers, so war die **Angst** des Menschen eine Grundvoraussetzung dafür, die richtige Entscheidung entweder zur Flucht oder zum Angriff zu treffen. Das Gefühl von Angst ist ein Motor, wachsam für Gefahren zu sein. Unser Körper reagiert bei Angst mit der Anspannung aller notwendigen Muskeln, der Geist wird geschärft, wir reagieren achtsam, unsere Aufmerksamkeit ist fokussiert, unser Gehirn verarbeitet im Bruchteil von Sekunden alle eingehenden Reize und bewertet diese. Das Ergebnis kann nach Abwägen aller Informationen entweder Flucht oder Angriff bedeuten.

Aber was, wenn ich weder fliehen noch angreifen kann oder ich im Innersten zwar weiß, dass meine Angst unbegründet ist, aber sie dennoch da ist und mich lähmt? Oftmals kommen wir unseren Ängsten nicht mit gesundem Menschenverstand bei. Insbesondere Kindern kann man ihre Ängste beispielsweise vor Monstern im Kleiderschrank oder vor der Trennung von einem Elternteil etwa beim Kindergartenbesuch nicht mit logischen Erklärungen nehmen. Sie müssen sich rückversichern können, indem sie selbst mit Unterstützung in den Kleiderschrank schauen oder sich langsam (stundenweise) beispielsweise unter Mitnahme eines Übergangsobjektes in den Kindergarten eingewöhnen und immer wieder erleben, dass sie von ihren Eltern auch wieder aus dem Kindergarten abgeholt werden.

Welche Unterstützungsmöglichkeiten gibt es, dass sich Kinder im Alltag, auch in emotionalen Situationen, selbstwirksam erleben können? Bei ausgeprägter Angst können Psychoedukation, Ermutigung, Einsatz von Mut-Mach-Sätzen, Achtsamkeitsübungen, Lernen am Modell, Erstellen einer Angsthierarchie und Desensibilisierung wirksame Interventionen sein.

Ärger hingegen ist ein Gefühl, das uns darauf aufmerksam macht, dass Werte missachtet und Grenzen überschritten werden könnten. Normen und Werte, die von allen Menschen gleichermaßen anerkannt werden, sind das Grundgerüst für ein gutes soziales Miteinander. Eine Empörung über die Missachtung dieser Werte, führt zur Aktivierung, um für seine Rechte zu kämpfen. Durch Perspektivwechsel, Betrachtung von der Metaebene aus und selbstregulierende Achtsamkeitsübungen können dem Kind Strategien an die Hand gegeben werden, sich mit Ärger auslösenden Situationen auseinanderzusetzen.

Das Gefühl der **Traurigkeit** hat die Funktion, uns einen Verlust von jemandem oder etwas (eines geliebten Menschen, Haustiers, Gegenstands) anzuzeigen oder uns auf die Unzufriedenheit mit einer Situation aufmerksam zu machen. Sie kann sich in unterschiedlichen Ausprägungen von leichter Niedergeschlagenheit bis zur Depression äußern und auch in ihrer Länge (von einem kurzen Moment bis zu einem über Wochen anhaltenden Zeitraum) variieren. Traurigkeit hilft, einen Verarbeitungsprozess in Gang zu setzen, der von Mensch zu Mensch und situativ unterschiedlich aussehen kann. Wenn sie traurig sind, reagieren Kinder häufig mit Rückzug und körperlichen Beschwerden, wie Kopfweh oder Bauchschmerzen. Hier kann eine liebevolle Zuwendung und Versorgung, z. B. in Form einer Wärmeflasche, Wunder wirken. Stabilität und liebgewonnene Rituale (abendliches Vorlesen) geben Kindern Sicherheit. Das Anerkennen ihrer Traurigkeit und damit das Ernstnehmen ihres Befindens können ihnen helfen, über die traurig machenden Gedanken zu sprechen, sie verbal, mimisch und gestisch auszudrücken.

Das Gefühl der **Freude** fungiert als eine Art »Beziehungs-Kleber« in einer sozialen Gemeinschaft. Wir teilen sie gerne, was uns für andere attraktiv macht. Freude belebt uns, macht uns sympathisch; wir strahlen Zuversicht, Gesundheit und Glück aus. Evolutionär betrachtet war dieser Umstand für die Fortpflanzung von großer Bedeutung.

Kinder sollten gerade in der Psychotherapie ermutigt werden, über all ihre Gefühle zu sprechen. Wahrscheinlich fällt es ihnen zunächst leichter, über angenehme Gefühle zu sprechen als über unangenehme. Indem sie aber lernen, über alle ihre Gefühle zu sprechen, werden sie ermutigt, auch die unschönen Empfindungen zu thematisieren. Hier kann besonders **AB 3** »Wofür sind Gefühle gut?« eine hilfreiche Unterstützung sein. Auf dem Arbeitsblatt werden die Gefühle und ihre Funktionen anhand verschiedener Beispiele kindgerecht erklärt. Das Kind wird dazu angeregt, über seine / ihre Gefühle zu sprechen und sie als Motivator für mögliche Verhaltensweisen (von sich selbst und dem Gegenüber) zu identifizieren.

AB 3 »Wofür sind Gefühle gut?«	
Material	Arbeitsblatt, Stifte
Dauer	20 Minuten
Anleitung	Lesen Sie mit dem Kind das Arbeitsblatt und beantworten Sie gemeinsam Lokis Fragen. Welche Funktionen haben die Gefühle des Kindes?
Impulsfragen	▶ Mit wem teilst du Freude? Ist es schön, anderen davon zu erzählen? ▶ Warum ist Angst für uns wichtig? Wer tröstet dich, wenn du Angst hast? Tut dir das gut? ▶ Warum ist Ärger gut? Was machst du, wenn du ärgerlich bist? ▶ Was hilft dir, wenn du ärgerlich bist?
Alternative Interventionsvorschläge	Kennt das Kind noch andere Gefühle, z. B. Traurigkeit? Welche Funktion hat Traurigkeit (zeigt Verlust an, setzt Verarbeitungsprozess in Gang)? Hat das Kind vielleicht schon einmal ein Haustier verloren? Hat es das Tier begraben? Hat ihm dieses Ritual geholfen?

4 Emotionsregulation im Kindesalter

Emotionsregulation bedeutet der (auch längerfristige) zielgerichtete Umgang mit den eigenen Gefühlen, auch in Bezug auf ihre Intensität und Länge (Gross & Thompson, 2007). Dabei ist nach Eismann und Lammers (2017) Emotionsregulation viel mehr »als nur die Regulation unangenehmer Emotionen«, sondern »bedeutet gleichermaßen die Förderung adaptiver und insbesondere positiver Emotionen« (S. 9). Grundsätzlich wird zwischen adaptiven (dienen als Grundlage für situativ angemessene, adaptive Handlungsweisen) und maladaptiven Emotionsregulationsstrategien (sind die Basis für situativ dysfunktionale Handlungsstrategien) unterschieden. Wer versteht, warum er fühlt, wie er fühlt, findet leichter einen adaptiven Umgang mit emotional schwierigen Situationen bzw. kann ungünstig erlernte (maladaptive) Bewältigungsstrategien leichter aufgeben und durch angemessene bedürfnisorientierte und sozial akzeptierte (adaptive) Verhaltensweisen ersetzen. Voraussetzung dafür ist eine gewisse kognitive Reife (Gehirnentwicklung). Kleinkinder drücken ihren Hunger beispielsweise durch Schreien aus, um gestillt zu werden oder etwas zu essen zu bekommen. Mit wachsendem Wortschatz können sie verbal ihr Bedürfnis nach Nahrung zum Ausdruck bringen. Im Sandkasten wird ein Streit um die Schippe bei Kleinkindern mit Schlagen und Weinen ausgetragen, da sie noch keine selbstregulierenden Maßnahmen erlernt haben. Im Alter von 4 Jahren können sich Kinder in andere hineinversetzen, d. h., sie haben ein Verständnis dafür entwickelt, dass ihr Gegenüber ein eigenständiges Wesen mit eigenen Gefühlen und Gedanken ist. Es gelingt ihnen nun zunehmend besser, eine gesunde psychische Entwicklung vorausgesetzt, ihr Verhalten auch kognitiv und nicht nur emotional bedürfnisorientiert zu beeinflussen. Dabei spielen die Bezugspersonen und dabei vor allem das Lernen am Modell eine wichtige Rolle. Kinder mit einer guten Emotionsregulation erleben sich selbstwirksam und bauen Selbstwert auf. Bei ungünstigen Emotionsregulationsstrategien reagieren Kinder gereizt, wütend, enttäuscht und mit einer geringen Frustrationstoleranz. Dies fordert in der therapeutischen Behandlung neben dem Einsatz von Interventionstechniken, wie z. B. Psychoedukation, Emotionserkennung, Selbstbeobachtung und kognitiver Umstrukturierung, vor allem einen ermutigenden, behutsamen, annehmenden und achtsamen Umgang.

Regulation von Emotionen durch Kognitionen. In der klassischen kognitiv-verhaltenstherapeutischen Sichtweise werden Gefühle durch entsprechende Kognitionen (Gedanken, Bewertungen, Glaubenssätze) hervorgerufen. So erhöht bspw. Lokis Gedanke »Ich werde meinen Zauberstab nie wiederfinden« die Wahrscheinlichkeit für das Auftreten von Traurigkeit. Findet sich umgekehrt ein hilfreicherer Gedanke, wie z. B. »Alles wird gut, ich finde ihn schon«, fördert dieser eine hoffnungsvollere, optimistischere Stimmung und erhöht damit die innere Bereitschaft, zielführende Verhaltensweisen (z. B. Weitersuchen) zu zeigen. Mit dem **AB 6** »Magische Mut-Mach-Sätze« können Kinder ihre Fähigkeit trainieren, hilfreiche positive Gedanken für bestimmte Problemsituationen zu formulieren. Hierzu werden dem Kind zunächst positive und negative Glaubenssätze vorgestellt. Anhand des Arbeitsblattes lernt es, verschiedene Glaubenssätze in Mut-Mach- und Entmutigungs-Sätze zu unterteilen.

AB 6 »Magische Mut-Mach-Sätze«	
Material	Arbeitsblatt, Stifte, Schere, evtl. kleiner Stein
Dauer	15 Minuten
Anleitung	Schauen Sie sich gemeinsam die positiven und negativen Glaubenssätze an. Das Kind soll diese in Mut-Mach- und Entmutigungssätze unterteilen und mit einem Stift dem traurigen und fröhlichen Loki zuordnen.
Impulsfragen	▶ Schau mal, auf Seite 31 macht sich Loki mit dem Satz »Ich schaffe das!« selbst wieder Mut und ist bereit, weiter nach seinem Zauberstab zu suchen. ▶ Hier auf dem Blatt stehen ein paar Sätze. Welche machen dir Mut und welche entmutigen dich? ▶ Kennst du selbst solche Gedanken? Wann kommen dir solche Gedanken? Wie fühlst du dich dann? ▶ Hast du einen Vorschlag für einen weiteren Mut-Mach-Satz? ▶ Welchen Satz möchtest du gerne einmal ausprobieren? ▶ Wo möchtest du den Zettel mit dem Satz aufbewahren?
Alternative Interventionsvorschläge	▶ Bitte ergänzen Sie bei Bedarf diese Sätze auf dem Arbeitsblatt mit weiteren Beispielen des Kindes, damit es seine eigenen Gedankenmuster erkennen kann, die vielleicht in unterschiedlichen Situationen immer wieder auftreten. ▶ Das Kind soll sich einen Mut-Mach-Satz aussuchen, den es in der kommenden Woche ausprobieren möchte (z. B. in Situationen, in denen es Angst hat, wütend ist oder glaubt, etwas nicht zu schaffen). Dabei soll es sich selbst beobachten. ▶ Alternativ können Sie den Satz auch auf einen kleinen Stein schreiben, den das Kind immer bei sich tragen kann (**Mut-Stein**).

Die Idee, dass unsere Gedanken unsere Gefühle und unser Verhalten beeinflussen können, macht sich auch **AB 5** »Meine Stärkenkarte« zunutze. Sie soll den Kindern helfen, sich ihrer eigenen Stärken bewusst zu werden und in schwierigen Situationen darauf zu vertrauen. Auf der Stärkenkarte wird alles notiert, was das Kind gut kann (z. B. Hobbys, Talente / Fähigkeiten, Wissen). Sie ist ein zentrales Instrument dieses Buches und sollte im Laufe der Therapie um erworbene Fähigkeiten und Fertigkeiten ergänzt werden. Im günstigsten Fall wird dadurch das Selbstwertgefühl des Kindes gesteigert und es wird in die Lage versetzt, zuversichtlich auch schwierige Situationen zu meistern.

AB 5 »Meine Stärkenkarte«	
Material	Arbeitsblatt, Stifte
Dauer	15 Minuten
Anleitung	Lesen Sie mit dem Kind das Arbeitsblatt durch und füllen Sie die individuelle Stärkenkarte gemeinsam mit / für das Kind aus bzw. lassen Sie es etwas dazu malen. Sie können das wie folgt anleiten: »Siehst du auf Seite 29, Loki ist ganz verzweifelt, weil er nicht mehr daran glaubt, seinen Zauberstab zu finden. Er hat seinen ganzen Mut verloren. Immer passiert ihm so etwas! Kennst du solche Gedanken? Loki sagt, dass er sich in solchen Situationen nicht mehr daran erinnern kann, was er alles gut kann oder was ihm schon gelungen ist. Gut, dass er eine Stärkenkarte hat, da steht alles drauf! Wenn er darauf schaut, hat er schnell wieder Mut! Komm, wir malen und schreiben mal deine Zauberkräfte auf die Stärkenkarte auf.«
Impulsfragen	▶ Fragen Sie das Kind nach seinen Interessen und Vorlieben. ▶ In welchen Situationen fühlt es sich gut (in der Familie, mit Freunden, Kindergarten / Schule)? Leiten Sie daraus Stärken ab. Kann es gut malen, geht ins Kinderturnen etc.? Vielleicht wird es zu Kindergeburtstagen eingeladen, weil man gerne Zeit mit ihm verbringt, oder ein Freund vertraut ihm ein Geheimnis an usw.
Alternative Interventionsvorschläge	▶ Gerne darf es auch Familienmitglieder und Bezugspersonen interviewen, welche Stärken es hat. ▶ Die Stärkenkarte kann / sollte im Verlauf des therapeutischen Prozesses immer wieder mit den neuerworbenen Strategien und Stärken aktualisiert werden. Dadurch erhält das Kind ein positives Feedback über seine Fortschritte.

Gedankenstopp-Technik. Die Gedankenstopp-Technik hilft dabei, bewusst negative Gedanken und Grübeln durch ein inneres, mentales oder physisches Signal (Stoppzeichen, Halt-Zeichen, Pause-Taste) bewusst zu unterbrechen. Danach kann die Aufmerksamkeit wieder auf positive Alternativen gelenkt werden, z. B. einen Mut-Mach-Satz. Auf **AB 7** »Pausenknopf und Co.« werden die Kinder angeregt, in Gedanken die »Stopp- / Halt- / Pause-Taste« zu drücken, wenn sie wieder einmal nur entmutigende Sätze im Kopf haben oder vor lauter unangenehmen Gefühlen keinen klaren Gedanken fassen können.

AB 7 »Pausenknopf und Co.«	
Material	Arbeitsblatt, Buntstifte, Schere
Dauer	10 Minuten
Anleitung	Lesen Sie gemeinsam Lokis Erklärungen zum Gedankenstopp. Das Kind soll sich eines der Symbole (Stoppzeichen, Halt- oder Pause-Taste) vom Arbeitsblatt auswählen und bis zur nächsten Stunde ausprobieren.
Impulsfragen	▶ Welches Zeichen möchtest du ausprobieren? ▶ Gibt es eine Situation, in der du Lokis Trick gerne schon früher gekannt hättest?
Alternative Interventionsvorschläge	Sie können mit dem Kind auch üben, in Gedanken »Stopp« zu sagen oder es laut auszusprechen, während es an eine emotionale Situation aus der jüngeren Vergangenheit denkt. Nach dem innerlichen »Stopp« soll es an etwas Schönes oder Lustiges denken, um die traurigen Gedanken zu vertreiben oder sich an seine Stärken zu erinnern.

Entgegengesetztes Verhalten. Das eigene Verhalten hat einen direkten Einfluss darauf, wie man sich fühlt. So kann z. B. das gezielte Einnehmen eines bestimmten emotionalen Gesichtsausdrucks (z. B. ein leichtes Lächeln) oder einer typischen Körperhaltung (z. B. locker hängende Arme, aufrechte Haltung und ein nach vorn gerichteter Blick) dazu beitragen, Emotionen abzuschwächen. Diese Methode kann bereits von Kindern angewendet werden. Auf Seite 60 und 61 regt Loki die Kinder dazu an, sich aktiv dafür zu entscheiden, auch in schwierigen Situationen »ruhig zu bleiben«, indem sie versuchen, ihre Stimme, Lautstärke und Körperhaltung selbst zu regulieren und Einfluss auf den Inhalt des Gesagten und ihre Verhaltensweisen zu nehmen. Schauen Sie sich dazu zunächst gemeinsam den Comic an. Wie wirken Körperhaltung und Gesagtes auf den Betrachter? Danach soll sich das Kind an eine Situation erinnern, in der es wütend reagiert hat. Wie hat es gesprochen? Laut oder leise? Wurde die Stimme schriller, höher, tiefer? Welche Körperhaltung hat es eingenommen? Hat es Schimpfwörter oder andere unangenehme Dinge gesagt? Anschließend können weitere explorative Fragen hilfreich sein: Was würde in solchen Situationen passieren, wenn du anders reagierst als bisher und eine entspannte Körperhaltung einnimmst? Was glaubst du, wie dein Gegenüber reagieren würde, wenn du ganz normal laut weitersprichst? Was denkst du, wie deine Freunde reagieren würden, wenn du keine Schimpfwörter verwendest? Das bewusste Einnehmen einer entspannten Körperhaltung kann sodann in der Therapie geübt und ausprobiert werden. Gelingt es nicht auf Anhieb, eine entspannte Körperhaltung einzunehmen, hilft es, die Hände zu öffnen und Arme und Beine kurz auszuschütteln, um die Muskulatur zu lockern. Um das entgegengesetzte Verhalten weiter zu vertiefen, schauen Sie sich mit dem Kind andere Situationen mit unterschiedlichen Gefühlen an. Spricht das Kind bei Freude, Angst, Wut usw. gleich laut oder leise? Probieren Sie Rollenspiele (gerne auch mit Handpuppen) mit dem Kind aus. Wie wirken Stimme, Lautstärke, Körperhaltung, Inhalt und Verhalten auf das Gegenüber?

Strategien zur Bewältigung von Hochanspannungssituationen (Skills). Für eine effektive Emotionsregulation ist es wichtig, dass die Kinder lernen, (frühe) Anzeichen übermäßig starker Emotionen zu erkennen. Denn vor allem bei ausgeprägtem Ärger und Wut zeigen Kinder oft dysfunktionale Bewältigungsstrategien, die im Nachhinein bereut werden. Ein hilfreiches Werkzeug, um unkontrollierte, impulsive Verhaltensweisen zu vermeiden, ist der Aufbau von alternativen Stresstoleranzskills. Auf dem **AB 12** »Dampf ablassen« gibt Loki dem Kind Verhaltensweisen an die Hand, wenn die Wut zu stark geworden und nicht mehr über die bisher erlernten Methoden regulierbar ist. Es lernt Verhaltensalternativen kennen, die niemandem wehtun und bei denen nichts zu Schaden kommt (in Kissen schlagen, Trampolin springen, Kartons zerreißen etc.).

AB 12 »Dampf ablassen«	
Material	Arbeitsblatt, Stifte
Dauer	15 Minuten
Anleitung	Lesen Sie gemeinsam das Arbeitsblatt durch. Besprechen Sie alle Vorschläge von Loki und erkunden Sie, welche davon das Kind schon einmal erfolgreich ausprobiert hat oder ausprobieren möchte. Ermutigen Sie das Kind, eigene Vorschläge zu machen.
Impulsfragen	Loki erinnert das Kind noch einmal daran, dass alle Gefühle in Ordnung sind und es sich für keines schämen muss. Manche davon sind aber manchmal so stark oder präsent, dass andere Gefühle oder Gedanken kaum mehr Platz haben. Bei Loki ist es die Wut, die ihn (zu) oft begleitete. Er weiß zwar, dass sie auch wichtig ist, denn sie zeigt ihm, wenn seine Grenzen überschritten werden, etwas ungerecht ist oder Bedürfnisse missachtet werden. Aber er spürt auch, dass er hier besonders sensibel und schnell kränkbar ist. ▶ Hast du schon einmal etwas aus Wut kaputt gemacht? ▶ Wie hast du dich danach gefühlt? ▶ Hast du Ärger bekommen? Loki hat dir einige Vorschläge gemacht, was du bei Wut machen könntest: Kartons zerreißen, in Kissen schlagen, Treppe rauf und runter laufen, Trampolin springen ▶ Was könntest du davon ausprobieren? ▶ Hast du schon einmal etwas davon ausprobiert? ▶ Hat es dir geholfen? ▶ Fällt dir noch ein anderer Trick ein, den du Loki beibringen könntest?
Alternative Interventionsvorschläge	Das Kind soll seine Eltern bzw. Bezugspersonen interviewen, welche Tricks diese haben, wenn ihre Wut kommt.

Aufbau von Stresstoleranz und Aktivierung positiver Gefühle. Eine einfache Möglichkeit, das Erleben positiver Emotionen im Alltag zu fördern und Aufschaukelungsprozesse negativer Emotionen (z. B. zunehmende Frustrationserlebnisse steigern sich zu Ärger und Wut) zu vermeiden, ist die regelmäßige Ausübung angenehmer Aktivitäten. Eine weitere Strategie der Emotionsregulation sollte daher der gezielte Aufbau von Stresstoleranz sein, etwa durch die Ausübung entspannender, positiver Aktivitäten (z. B. Hobbys, Sport, Kreativität) im Lebensalltag des Kindes. Psychoedukativ geht es darum, Kindern zu verdeutlichen, dass sie ihre Stimmung selbst verbessern können, indem sie regelmäßig Dinge tun, die ihnen Freude bereiten und bei denen sie neue Kraft tanken können. Hierzu kann gemeinsam mit den Kindern eine Liste von Aktivitäten erstellt werden, die ihnen Spaß machen oder die sie schon immer einmal ausprobieren wollten. Auf dem **AB 10** »Chill mal mit positiven Aktivitäten!« werden den Kindern sinnvolle Spiel-, Entspannungs- und Freizeitvorschläge gemacht, die helfen können, Kraft zu tanken oder überschüssige Energie abzubauen.

AB 10 »Chill mal mit positiven Aktivitäten!«	
Material	Arbeitsblatt, Stift
Dauer	15 Minuten
Anleitung	Loki erklärt dem Kind, dass es wichtig ist, Pausen zu machen, sich zu erholen und mit angenehmen Aktivitäten neue Energie zu tanken. Es werden aktive (Bewegung im Freien, Malen etc.) und passive (Musik hören, Wolken am Himmel beobachten etc.) Beschäftigungsmethoden vorgestellt. Welche davon kennt das Kind oder hat es schon einmal ausprobiert? Sammeln Sie Aktivitäten, die dem Kind Freude bereiten bzw., die es zum Entspannen ausprobieren könnte.
Impulsfragen	▶ Schauen Sie gemeinsam mit dem Kind, was ihm Freude bereiten könnte oder ihm helfen könnte, sich zu entspannen. Hat es ein Hobby? ▶ Hast du schon einmal etwas von Lokis Vorschlägen gemacht? ▶ Bist du lieber zu Hause oder draußen? ▶ Wer könnte mit dir die Vorschläge ausprobieren?
Alternative Interventionsvorschläge	▶ Suchen Sie mit dem Kind gern nach weiteren Inspirationen für angenehme Aktivitäten (z. B. in Büchern). ▶ Bitten Sie es bis zur nächsten Sitzung, eine angenehme Aktivität, die es sich selbst herausgesucht hat, auszuprobieren. Oder erstellen Sie in der Elternarbeit einen Wochenplan mit angenehmen Aktivitäten, der an einem zentralen Ort in der Wohnung aufgehängt werden soll.

	▶ **Achtsamer Spaziergang:** Gehen Sie mit dem Kind, wenn möglich, in der Therapiestunde nach draußen. Sammeln Sie z. B. Steine, Kastanien etc., riechen Sie gemeinsam an Blumen. Wenn Sie im Therapieraum bleiben, dann spielen Sie doch mal, z. B. »Ich sehe was, was du nicht siehst!«. Das macht Freude und schärft die Sinne, fördert die Aufmerksamkeit für das Hier und Jetzt.

Mandalas. Auch das Malen von Mandalas kann eine wirksame Methode zum Stressabbau bei Kindern sein. Mandalas sind Ausmalbilder mit symmetrischen, wiederkehrenden Mustern. Durch das Ausmalen finden Kinder meist in einen Zustand der Ruhe. Eine Ausmalaufgabe kann ihnen helfen sich von negativen Gedanken und Gefühlen abzulenken und die Aufmerksamkeit ins Hier und Jetzt zu verlagern. Um diese Strategie auszuprobieren, kann das beiliegende **AB 11** »Mandala« genutzt werden.

AB 11 »Mandala«	
Material	Arbeitsblatt, viele bunte Stifte
Dauer	10 Minuten oder als Hausaufgabe
Anleitung	Loki erklärt dem Kind, was Mandalas sind und wie sie uns helfen können, wenn wir gestresst oder wütend sind. Dann darf es das Kind selbst ausprobieren. Hier kann eine »ruhige« Musik das Entspannen beim Ausmalen des Mandalas begünstigen.
Impulsfragen	▶ Hast du Lieblingsfarben? ▶ Gibt es Farben, die dich fröhlicher machen, als andere?

Imaginationstechniken. Auch Imaginationstechniken können ein kreativer Weg sein, mit starken Gefühlen umzugehen. In diesem Buch ermutigt Loki die Kinder, einmal ein unangenehmes Gefühl für eine begrenzte Zeit auf Reisen zu schicken. Dazu wird auf **AB 13** »Wir schicken die Wut in den Urlaub« eine Anleitung zum Basteln eines Papierschiffes gegeben.

AB 13 »Wir schicken die Wut in den Urlaub«	
Material	Arbeitsblatt, ein weißes oder buntes DIN-A4-Papier, viele bunte Stifte
Dauer	20 Minuten oder als Hausaufgabe
Anleitung	Lesen Sie sich gemeinsam mit dem Kind das Arbeitsblatt durch. Machen Sie mit ihm ein Gedankenexperiment: Wohin würde das Kind seine Wut in den Urlaub schicken? Basteln Sie mit ihm ein Papierschiff. Das Kind darf es bemalen, bekleben und beschriften. Dabei planen Sie gemeinsam die Reise für die Wut. Wohin fährt sie? Was nimmt sie mit? Wann kommt sie zurück? usw.
Impulsfragen	▶ Wie sieht das Land aus, in das du deine Wut in den Urlaub schickst? ▶ Ist es dort warm oder kalt? ▶ Was macht deine Wut dort? ▶ Wie lange soll sie in den Urlaub fahren? ▶ Fährt sie mit dem Schiff oder lieber mit dem Auto oder dem Zug? Fliegt sie mit dem Flugzeug? ▶ Was nimmt deine Wut in ihrem Koffer mit? ▶ Wann darf sie wiederkommen? ▶ Warum ist es wichtig, das Gefühl »Wut« zu kennen / zu haben?
Alternative Interventionsvorschläge	Alternativ können Sie natürlich auch andere negative Gefühlszustände oder Gedanken in Urlaub schicken.

5 Achtsamkeit zur Emotionsregulation

Achtsamkeit bedeutet, die Aufmerksamkeit auf das Hier und Jetzt zu richten, ohne zu bewerten (Kabat-Zinn, 2005). Gedanken, Emotionen und Körperempfindungen sind eng miteinander verbunden und beeinflussen sich gegenseitig, im Guten wie im Schlechten. So kennt wohl jeder die Schmetterlinge im Bauch beim Verliebtsein oder eine durch negative Glaubenssätze hervorgerufene Verzweiflung. Ein achtsamer Umgang mit unserem Körper, unseren Gedanken und unseren Emotionen steigert das Wohlbefinden. Achtsamkeitsübungen können die Aktivität der Amygdala (ein Gehirnareal, dem Stresserleben und Gefühlsverarbeitung zugeordnet wird) beruhigen und somit die Emotionsregulation positiv beeinflussen. Adaptive Emotionsregulationsstrategien wirken sich wiederum positiv auf unsere Körperempfindungen, unsere Gedankenwelt und unser Verhalten aus.

Um Kinder an Achtsamkeitsübungen heranzuführen, bedarf es der Unterstützung durch Bezugspersonen. Die Übungen sollten leicht erlernbar sein, um Selbstwirksamkeit zu erfahren, und nicht zu lange dauern, um ein Gefühl der Überforderung zu vermeiden. Den Kindern sollte die Angst oder das Schamgefühl genommen werden, bei den Übungen etwas »falsch« zu machen oder beobachtet zu werden. Außerdem sollten sie einen attraktiven Aufforderungscharakter haben und für schnelle Erfolgserlebnisse sorgen. Hilfreich sind feste Rituale oder Zeiten, ein ruhiger Ort und eine entspannte Atmosphäre, damit sie regelmäßig geübt und somit dauerhaft in den Alltag integriert werden können. Im therapeutischen Setting können regelmäßig kleine Achtsamkeitsübungen eingesetzt werden, ob als Einstieg in die Stunde, als festes Ritual zum Erwerb von Achtsamkeitsfertigkeiten oder als therapeutische Intervention (Notfallkoffer), um Abstand von einem überbordenden Gefühl zu erreichen.

Achtsamkeit in der Bilderbuchgeschichte. Loki wendet in der Geschichte drei kleine Achtsamkeitsübungen an, die für Kinder schnell zu erlernen sind, den Fokus sofort umlenken und zu jeder Zeit überall anwendbar sind. Sie sind abgeleitet aus Achtsamkeitsübungen, die üblicherweise über einen längeren Zeitraum, in einer ruhigen, darauf ausgerichteten entspannten Situation erlernt, durchgeführt und geübt werden. Die abgeleiteten drei kleinen Achtsamkeitsübungen dienen Loki als *Notfall-Tools*, die er sofort einsetzen kann, um sich zu beruhigen.

Loki leitet seine Achtsamkeitsübungen immer mit einem *Gedankenstopp* ein. Er entscheidet sich bewusst, im Hier und Jetzt, seine negativen Gedanken zu unterbrechen. Durch dieses aktive Unterbrechen seiner negativen Gedanken (»Ruhig bleiben!«, »Stopp!«, »Halt!«) kann Loki den Fokus auf die erlernten Skills lenken, um sich zu beruhigen oder auf andere Gedanken zu bringen.

Lokis geheimer Zähltrick. Das Zählen kommt bei verschiedenen Achtsamkeitsübungen zum Einsatz, z. B. bei Atemübungen, bei denen man beim Ein- und Ausatmen unterschiedlich lange zählen soll oder bei der 5-4-3-2-1-Methode. Bei »Lokis geheimer Zähltrick« fokussiert sich der kleine Waldelf ausschließlich auf das Zählen, da dies ohne Vorbereitungen schnell durchführbar ist und sofort seinen Fokus verändert. In der Geschichte ärgert sich Loki gerade über Fuchs (s. S. 18–19), der sich uneinsichtig zeigt. Er versucht, sich zu beruhigen. Als ihm dies nicht ausreichend gelingt, beginnt er, in Gedanken zu zählen. Er konzentriert sich auf das Zählen, versucht, keinen anderen Gedanken zuzulassen. Das hilft ihm, seinen Fokus zu verändern und nicht mehr über seinen Ärger nachzudenken. Danach kann er in einem ruhigeren Ton mit Fuchs reden. Um diese Achtsamkeitsstrategie mit den Kindern zu erarbeiten, gibt es auch ein Arbeitsblatt (**AB 8** »Der magische Zähltrick«).

AB 8 »Der magische Zähltrick«	
Material	Arbeitsblatt, Stifte
Dauer	15 Minuten
Anleitung	Lesen Sie gemeinsam das Arbeitsblatt. Suchen Sie gemeinsam Situationen raus, in denen der Elfentrick hilfreich gewesen wäre oder zukünftig sein wird. Probieren Sie die Intervention an einem selbst gewählten Beispiel aus. Animieren Sie das Kind, wenn es wieder in so ähnliche Situationen kommt, dann einmal den Elfen-Zähltipp auszuprobieren! Anschließend darf das Kind das »Malen nach Zahlen« ausfüllen oder Sie geben es ihm als Hausaufgabe mit.
Impulsfragen	Schau einmal, wie ärgerlich Loki auf Fuchs ist (S. 18). Er versucht, sich selbst zu beruhigen. Er fängt an, zu zählen und versucht, an nichts anderes zu denken. Hast du diesen Trick auch schon einmal ausprobiert?
Alternative Interventionsvorschläge	Falls Zählen nicht die richtige Methode für das Kind ist, suchen Sie mit ihm nach einer entsprechenden Alternative: Vielleicht singt es in Gedanken »Alle meine Entchen« oder sagt einen Kinderreim auf. Oder vielleicht ist das Rückwärtszählen attraktiver für das Kind?

Atemübung »Loki als Yogi«. Atemübungen gehören zu den bekanntesten Achtsamkeitsübungen. Es gibt sie in vielen Varianten. Loki nutzt das achtsame Atmen als sofortige Methode zur Selbstberuhigung. Auch hier wählt er eine vereinfachte Form, nämlich das dreimalige Einatmen durch die Nase und Ausatmen durch den Mund, da es unmittelbar und mit sofortiger Wirkung anwendbar ist (s. S. 23–24). In der Geschichte spürt Loki seinen Ärger an seinem Herzrasen. Er rutscht in eine negative Denkspirale und steigert sich immer mehr in seine Verzweiflung hinein. Durch tiefe Atemzüge fokussiert sich Loki nur auf seine Atmung. Mit jedem Atemzug spürt er, wie er und sein Herzschlag ruhiger wird. Sein Ärger vergeht. Damit die Kinder diese einfache Strategie ebenfalls erlernen und verinnerlichen können, gibt es **AB 9** »Loki als Yogi«. Hierin weiht Loki das Kind in den Elfentrick Atemübung ein.

AB 9 »Loki als Yogi«	
Material	Arbeitsblatt, bunte Malstifte
Dauer	15 Minuten
Anleitung	Schauen Sie sich gemeinsam mit dem Kind nochmals die Geschichte auf S. 23–24 an. Arbeiten Sie heraus, wie verzweifelt Loki ist und wie ihm das bewusste Atmen hilft. Loki erklärt dem Kind dann auf dem Arbeitsblatt seine Achtsamkeitsübung: Atmen. Animieren Sie das Kind, es auszuprobieren und durch die Nase ein- und durch den Mund auszuatmen. Idealerweise sollte das Ausatmen länger als das Einatmen dauern. Seien Sie ein Modell und machen Sie die Atemübung dem Kind einmal vor und anschließend gemeinsam mit ihm. Dies wird dem Kind den Einstieg erleichtern, da es sich nicht so beobachtet fühlt.
Impulsfragen	▶ Woran erkennst du, dass es Loki nach der Atemübung besser geht? ▶ In welchen Situationen könnte man diesen Elfentrick noch ausprobieren? ▶ Was hast du beim Atmen in deinem Körper gespürt?
Alternative Interventionsvorschläge	Loki fordert das Kind auf dem Arbeitsblatt auf, diese Atemübung in seinen Alltag einzubauen. Dies hat zwei Effekte: Erstens wird das Kind die Abläufe automatisieren und sie bei Bedarf abrufen können. Zweitens »vergessen« wir manchmal im Alltagsstress zu atmen bzw. atmen nur ganz flach. Wir gönnen uns also eine Pause mit einer regelmäßigen »Atmungseinheit«. Sie können die Atemübung auch zu Beginn jeder Stunde einbauen, damit das Kind am Modell lernen und die Übung verinnerlichen kann. Ermutigen Sie das Kind auch, diese Übung mit seinen Eltern / Bezugspersonen auszuprobieren.

Fäusteballen. Das Fäusteballen ist das dritte »Notfall-Tool« von Loki. Es ist der Progressiven Muskelrelaxation (PMR) nach Jacobson entlehnt, bei der gezielt Muskelgruppen aller Körperregionen in einer festgelegten Reihenfolge angespannt und wieder lockergelassen werden. Bei regelmäßiger Übung der PMR hilft das achtsame Nachspüren dabei, später im Alltag »gestresste« Muskelgruppen zu erkennen und isoliert zu entspannen (Petermann, 2020).

In der Geschichte bringt das Fäusteballen Loki zwei Vorteile:

(1) Loki konzentriert sich auf das anstrengende Gefühl der Anspannung und auf das angenehme, wohlige Gefühl bei der Entspannung, sodass er von seinem Ärger abgelenkt wird.

(2) Dies hilft ihm auch, seinen Ärger nicht verbal oder körperlich auszuagieren, sondern über die Fäuste zu entladen. Dieses Notfallwerkzeug ist also auch für Kinder geeignet, die das Bedürfnis haben, aus Ärger etwas kaputt zu machen oder jemandem wehzutun. Die Faust kann auch heimlich in der Hosentasche oder hinter dem Rücken versteckt werden.

Auf Seite 30 entschließt sich Loki, aktiv gegen seinen Ärger und seine innere Zerrissenheit anzugehen. Er ballt seine Hände fest zu Fäusten und konzentriert sich nur darauf. Während er die Fäuste langsam öffnet, versucht er, sich ausschließlich auf das Kribbeln und die angenehme Wärme in seinen Händen zu konzentrieren. Gleichzeitig ermutigt er sich durch den positiven Glaubenssatz (»Ich schaffe das!«). Schauen Sie sich zusammen mit dem Kind noch einmal die Seiten in der Geschichte an und ermuntern Sie es, diese Übung selbst einmal auszuprobieren, d. h., seine Hände bewusst zu Fäusten zu ballen und wieder zu öffnen. Dabei soll es versuchen, sich ausschließlich auf diese Übung zu konzentrieren und nachzuspüren, wie sich seine Hände nach dem Öffnen anfühlen. Wenn es diese Übung öfters ausprobiert, kann sie ihm helfen, sich in schwierigen Situationen abzulenken bzw. zu entspannen. Ist das Kind für diese Art von Entspannungsübungen (dazu zählt auch die Atemübung) empfänglich, wäre vielleicht ein Entspannungskurs am Wohnort ein sinnvolles Angebot. Es gibt viele für Kinder geeignete Entspannungstechniken (wie Kinderyoga, Autogenes Training, Progressive Muskelrelaxation).

6 Soziale Kompetenz

Sich selbst und andere zu verstehen ist eine Grundvoraussetzung für ein gutes soziales Miteinander (Gesellschaft, aber auch Freundschaften). Sozial kompetentes Verhalten bedeutet, sich an eine Gruppe anzupassen, ohne sich selbst und seine Bedürfnisse aus den Augen zu verlieren. Nach Rudolf Dreikurs (2003) ist der Mensch ein soziales Wesen und möchte dazugehören. Dafür braucht er soziale Fertigkeiten, zu denen u. a. Empathie, Rücksichtnahme, Reflexionsfähigkeit, Perspektivwechsel, regelkonformes Verhalten, Durchsetzungsvermögen, Kommunikationsfähigkeit und Selbstwertgefühl gehören. Gute Freundschaften sind ein Regulativ, man teilt Gefühle und Erlebnisse miteinander, steckt sich gegenseitig Grenzen, respektiert sie und wenn nicht, entschuldigt man sich. Soziale Fertigkeiten muss jeder Mensch lernen. Ob es der Blickkontakt, das Bitte- und Danke-Sagen, das Teilen von Spielzeug oder die Entschuldigung bei Fehlverhalten / Missgeschicken ist. Alle diese Verhaltensweisen müssen im Elternhaus, Kindergarten, Schule und im gesamten Beziehungsumfeld des Kindes vorgelebt, geübt und angewendet werden. Über Gefühle zu sprechen (Gefühlsvokabular), zu erklären, wie es dem anderen geht (Perspektivwechsel), Frustrationstoleranz zu lernen (Bedürfnisaufschub), Selbstwirksamkeitserleben durch Ermutigung zu fördern oder auch die eigenen Bedürfnisse sozial erwünscht zu verfolgen, all das sind soziale Fertigkeiten, die wiederum Voraussetzungen für Freundschaften sind.

Entschuldigungen sind besonders wichtig. Sie sind für die Aufrechterhaltung und Stärkung von Beziehungen unerlässlich. Sie dienen als Brücke bei Konflikten und helfen auch, die eigenen Gefühle zu regulieren (z. B. ein schlechtes Gewissen loszuwerden). Insbesondere Kleinkinder handeln oft aus übermäßigen Gefühlen heraus, was auch dazu führen kann, dass sie etwas kaputt machen oder jemandem wehtun. Diese impulsiven Handlungen sind ein natürlicher Teil der kindlichen Entwicklung und resultieren aus einer noch nicht vollständig ausgereiften Fähigkeit zur Emotionsregulation. Hier kann es sinnvoll sein, den Kindern Wege aufzuzeigen und sie dabei zu unterstützen, dies wiedergutzumachen. Das **AB 14** »Der ganz besondere Zauber einer Entschuldigung« kann dabei hilfreich sein.

AB 14 »Der ganz besondere Zauber einer Entschuldigung«	
Material	Arbeitsblatt und Stifte
Dauer	10 Minuten
Anleitung	Lesen Sie gemeinsam mit dem Kind das Arbeitsblatt. Welche Entschuldigungssätze und -gesten kennt es bzw. hat es schon einmal ausprobiert?
Impulsfragen	▶ Hast du dich schon einmal bei jemandem entschuldigt? Wie hast du das gemacht? ▶ Wie hat sich das für dich angefühlt? ▶ Wie hat der andere darauf reagiert? ▶ Hat sich schon einmal jemand bei dir entschuldigt und wenn ja, wie? Wie hat sich das für dich angefühlt?
Alternative Interventionsvorschläge	Wann »reicht« eine verbale Entschuldigung aus und wann braucht es zusätzliche Gesten? Kann das Kind Beispiele aus seinem Alltag benennen? Hat es vielleicht schon einmal etwas repariert, was es einem anderen Kind kaputt gemacht hat oder ein Bild als Entschädigung gemalt?

Literatur

Dreikurs, R. (2003). Psychologie im Klassenzimmer. Stuttgart: Klett-Cotta.

Eismann, G. & Lammers, C.-H. (2017). Therapie-Tools Emotionsregulation. Weinheim: Beltz.

Ekman, P., & Friesen, W. V. (1971). Constants across cultures in the face and emotion. Journal of Personality and Social Psychology, 17(2), 124–129.

Ekman, P. (1999). Basic emotions. In T. Dalgleish & M. J. Power (eds.), Handbook of cognition and emotion (pp. 45–60). John Wiley & Sons Ltd.

Gross, J. J. & Thompson, R. A. (2007). Emotion Regulation: Conceptual Foundations. In J. J. Gross (Ed.), Handbook of emotion regulation (pp. 3–24). New York: The Guilford Press.

Kabat-Zinn, J. (2005). Full catastrophe living: Using the wisdom of your body and mind to face stress, pain, and illness (15th anniversary ed.). Delta Trade Paperback / Bantam Dell.

Maslow, A. (1943). A Theory of Human Motivation. Psychological Review, 50 (4), 370–396.

Merten, J. (2003). Einführung in die Emotionspsychologie. Stuttgart: Kohlhammer.

Petermann, F. (Hrsg.). (2020). Entspannungsverfahren. Das Praxishandbuch (6. Aufl.). Weinheim: Beltz.

Weiterführende Literatur

Ausgehend von der Geschichte und den dazugehörigen Arbeitsblättern können Sie die Arbeit zu Emotionen, deren Regulation und Achtsamkeit weiter vertiefen. Hierzu empfehlen wir folgende Materialien und Literatur zum Thema.

Baisch-Zimmer, S. (2023). Bärenstarke Wertschätzung für Kinder. 32 Karten für Lob und Anerkennung. Mit Affirmationen. Weinheim: Beltz.

Botved, A., Gräßer, M. & Hovermann jun., E. (2016). Gefühle benennen mit Kindern und Jugendlichen. Kartenset mit 120 Bildkarten. Weinheim: Beltz.

Dixius, A. & Möhler, E. (2023). START-Kids. Stress-Arousal-Regulation-Treatment for Kids: Ein DBT-orientiertes Manual zur Stressresilienz und Emotionsregulation für Kinder von 6-12 Jahren. Göttingen: Hogrefe.

Gräßer, M. & Hovermann, E. (2024). Das macht mir Spaß. Positive Aktivitäten für Kinder. 100 Karten zur Verhaltensaktivierung. Weinheim: Beltz.

Heinrichs, N., Lohaus, A. & Maxwill, J. (2017). Emotionsregulationstraining (ERT) für Kinder im Grundschulalter. Göttingen: Hogrefe.

Hömmen, M. & Busching, M. (2023). Achtsamkeitsübungen zur Emotionsregulation für Kinder. 29 Karten für die Grundschule. Weinheim: Beltz.

Kullik, A. & Petermann, F. (2012). Emotionsregulation im Kindesalter. Göttingen: Hogrefe.

Petermann, F. & Wiedebusch, S. (2016). Emotionale Kompetenz bei Kindern (3., überarb. Aufl.). Göttingen: Hogrefe.

Prätsch, M. (2024). Moment mal - Das Wirbelwindspiel. Weinheim: Beltz.

Resch, F. & Schulte-Markwort, M. (Hrsg.). (2007). Kursbuch für integrative Kinder- und Jugendpsychotherapie. Schwerpunkt: Familie. Weinheim: Beltz.

Vercoulen, M. (2024). Gefühle-Twins. Therapiespiel zum Erkennen von Emotionen für Kinder und Jugendliche. Weinheim: Beltz.

ANHANG

Liste der Arbeits- und Infoblätter

Kommentierte Übersicht
und Arbeitsmaterial

Über die Mitwirkenden

Liste der Arbeits- und Infoblätter

Kommentierte Übersicht und Arbeitsmaterial

AB 1 Mein Steckbrief

Auf diesem Arbeitsblatt sollen sich die Kinder selbst vorstellen. Es dient als Ausgangspunkt, um erste Einblicke in die Introspektionsfähigkeit des Kindes hinsichtlich seines eigenen emotionalen Erlebens zu gewinnen. Das Kind wird ermuntert zu reflektieren, worüber es sich freut und ärgert, woran diese Gefühle erkennbar sind und welche Verhaltensweisen ihm bisher geholfen haben, mit dem eigenen Ärger umzugehen.

AB 2 Gefühlskunst: Wie siehst du aus, wenn du ärgerlich bist?

Auf diesem Arbeitsblatt können die Kinder kreativ werden: Sie sollen in einen Körper- und Kopfumriss einzeichnen, wie sich Ärger mimisch / gestisch äußert und wo sie dies auch körperlich spüren können. Sie werden dadurch ermutigt, über ihren eigenen Ärger zu sprechen und diesen mit ihren körperlichen Empfindungen zu verknüpfen.

AB 3 Wofür sind Gefühle gut?

Auf diesem Arbeitsblatt wird Kindern die Funktion von Gefühlen erklärt. Sie werden dazu angeregt, über Situationen nachzudenken, in denen sie Angst, Ärger und Freude gespürt haben und wie sie damit umgegangen sind.

AB 4 Mein Gefühlsbarometer

Dieses Arbeitsblatt hilft den Kindern zu verstehen, dass Gefühle unterschiedlich stark erlebt werden können. Durch ein Gefühlsbarometer lernen sie, die Intensität ihrer Gefühle selbst einzuschätzen und die Faktoren zu identifizieren, die diese beeinflussen.

AB 5 Meine Stärkenkarte

Dieses Arbeitsblatt soll den Kindern helfen, sich auf ihre Stärken zu konzentrieren und in schwierigen Situationen darauf zu vertrauen. Auf der Stärkenkarte werden die eigenen Fähigkeiten und Fertigkeiten gesammelt. Sie ist ein zentrales Instrument dieses Buches, dient der Stärkung des Selbstwertgefühls und kann im Laufe der Behandlung immer wieder um neu erworbene Fähigkeiten ergänzt werden.

AB 6 Magische Mut-Mach-Sätze

Mit diesem Arbeitsblatt werden die Auswirkungen von positiven und negativen Glaubenssätzen auf das eigene Erleben und Verhalten aufgezeigt. Die Kinder werden dazu aufgefordert, verschiedene Glaubensätze in Mut-Mach- und Entmutigungssätze einzuteilen.

AB 7 Pausenknopf und Co.

Auf diesem Arbeitsblatt wird die Gedankenstopp-Technik eingeführt. Die Kinder lernen, negative Gedanken zu unterbrechen.

AB 8 Der magische Zähltrick

Auf diesem Arbeitsblatt wird das »Zählen« als achtsamkeitsbasierte Übung zur Aufmerksamkeitslenkung vorgestellt. Dabei lernt das Kind, seine Aufmerksamkeit bei unangenehmen Gefühlen oder Situationen umzulenken, indem es zu zählen beginnt. Das Ausmalbild »Malen nach Zahlen« trägt zur Verinnerlichung der vorgestellten Methode bei.

AB 9 Loki als Yogi

Auf diesem Arbeitsblatt wird dem Kind eine achtsamkeitsbasierte und körperorientierte Atemübung erklärt, die ihm dabei helfen kann, sich in unangenehmen Situationen zu regulieren. Anschließend kann das Kind Loki, der im Schneidersitz meditiert und achtsam auf seine Atmung achtet, ausmalen.

AB 10 Chill mal mit positiven Aktivitäten!

Mit diesem Arbeitsblatt wird das Kind angeregt, darüber nachzudenken, wie sich das eigene Stresserleben körperlich und verhaltensmäßig äußert und welche Aktivitäten ihm helfen, sich zu entspannen, Stress abzubauen und sein Wohlbefinden zu steigern. Ziel ist es, dass das Kind achtsamer mit sich selbst umgeht. Ausgehend von einer Liste positiver Aktivitäten werden weitere sinnvolle Spiel-, Entspannungs- und Freizeitvorschläge gemacht, die helfen können, Kraft zu tanken oder überschüssige Energie abzubauen.

AB 11 Mandala

Auf diesem Arbeitsblatt findet sich ein Loki-Mandala zum Ausmalen. Das Kind kann die leeren Felder mit den Farben seiner Wahl ausmalen und dabei seiner Kreativität freien Lauf lassen. Es ist eine schöne Übung, um innerlich zur Ruhe zu kommen und sich eine kurze Auszeit der Entspannung zu verschaffen.

AB 12 Dampf ablassen

Auf diesem Arbeitsblatt wird die Funktion von Wut erläutert sowie ein achtsamer Umgang mit diesem Gefühl erklärt. Dem Kind werden unterschiedliche Handlungsoptionen vorgestellt, wie es seine Wut »kontrolliert« rauslassen kann, wenn eine Ab- und Umlenkung nicht möglich ist.

AB 13 Wir schicken die Wut in den Urlaub

Dieses Arbeitsblatt enthält eine Schritt-für-Schritt-Anleitung, wie das Kind ein Papierschiffchen basteln kann, um damit seine Wut eine Zeitlang »in den Urlaub zu schicken«. Das Papierschiff ist eine kreative Möglichkeit, um mit starken Emotionen umzugehen.

AB 14 Der ganz besondere Zauber einer Entschuldigung

Dieses Arbeitsblatt zeigt den Kindern die Funktion von »Entschuldigungen« im sozialen Miteinander auf und wie diese gestaltet werden können. Die Kinder werden dazu motiviert, über eigene Erfahrungen mit Entschuldigungen zu sprechen. Was haben sie bereits ausprobiert, wie hat es sich angefühlt, sich zu entschuldigen, und wie ist es, eine Entschuldigung anzunehmen?

INFO1 Wie können Sie Ihr Kind im Behandlungsprozess unterstützen?

Das Infoblatt informiert Eltern, Sorgeberechtigte und Bezugspersonen über die kürzlich durchgeführte Therapiestunde, bei der die Geschichte »Waldelf Loki und sein Gefühlsabenteuer« gelesen wurde. Das Infoblatt kündigt an, dass die Kinder in den kommenden Stunden Übungen zur Emotionsregulation und Achtsamkeit durchführen werden. Eltern werden gebeten, ihre Kinder dabei zu unterstützen, das Gelernte auszuprobieren und sich die Arbeitsblätter im häuslichen Kontext anzuschauen.

AB 1 • K

MEIN STECKBRIEF

STECKBRIEF VON ……………………

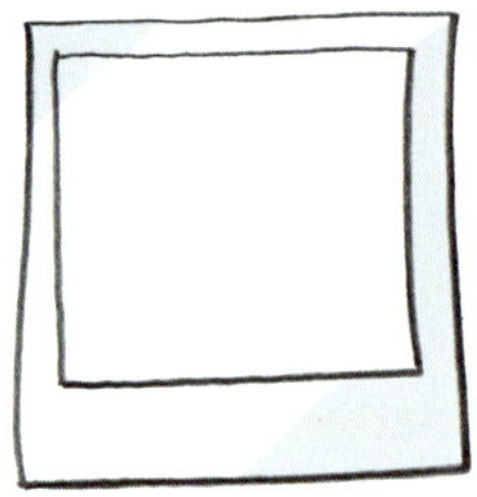

Ich bin ………… Jahre alt.

Ich habe ………… Geschwister.

Meine Lieblingsfarbe ist ……………………

Mein Lieblingstier ist ……………………

Ich gehe in den / die ……………………

Meine besten Freunde heißen

……………………………………………………

Besonders gerne spiele ich mit ……………………

Habe ich manchmal mit Erwachsenen oder Kindern Streit?

ja ☐ nein ☐

Worüber freue ich mich?

……………………………………………………

Woran erkennt man, dass ich mich freue?

……………………………………………………

Worüber ärgere ich mich?

……………………………………………………

Woran erkennt man, dass ich sauer bin?

……………………………………………………

Was hilft mir, wenn ich mich ärgere?

……………………………………………………

Besonders gut kann ich

……………………………………………………

AB 2 • K

GEFÜHLSKUNST: WIE SIEHST DU AUS, WENN DU ÄRGERLICH BIST?

Wie siehst du aus, wenn du ärgerlich bist?
Wo spürst du das in deinem Körper?

Male das in den Umriss von Loki ein. Du kannst alle möglichen Farben verwenden. Lass deiner Fantasie freien Lauf, ich bin gespannt auf deine Gefühlskunst!

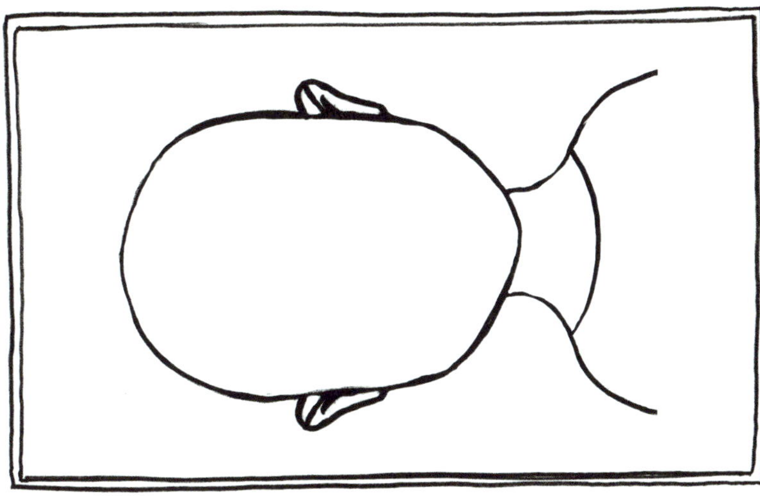

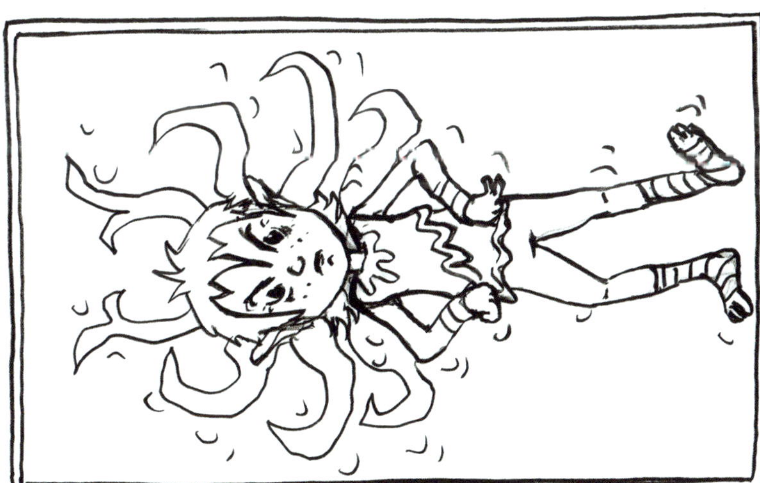

AB 3 • K

WOFÜR SIND GEFÜHLE GUT?

Wozu haben wir überhaupt Gefühle?
Gefühle helfen uns, Situationen einzuschätzen und zu handeln.

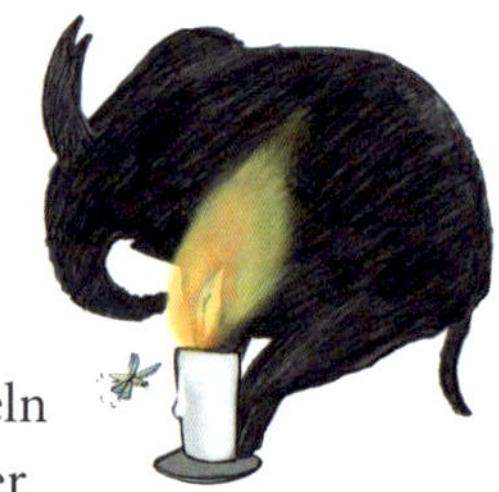

Wenn wir uns beispielsweise fürchten, dann warnt uns unsere Angst vor einer möglichen Gefahr. Unser Körper ist angespannt und unser Kopf hellwach. Wir überprüfen oft in Sekundenschnelle, ob wir uns in Sicherheit bringen müssen oder nicht. Manchmal spielt uns unsere Angst aber auch einen Streich. Kennst du die Schatten an der Wand, wenn eine Kerze im Dunkeln flackert? Die sehen manchmal gruselig wie Monster aus, sind aber völlig ungefährlich.

Hast du vor etwas Angst? Ist das gefährlich oder spielt dir die Angst vielleicht einen Streich? Was hilft dir in der Situation?

....

....

Auch Ärger hilft uns, denn wenn wir uns ärgern, ziehen wir eine Grenze. Wir möchten beispielsweise nicht, dass jemand etwas von uns kaputt macht. Der Ärger kann uns dabei helfen, dem anderen zu sagen, dass er uns verletzt hat. Manchmal spielt uns aber auch unser Ärger einen Streich. Da wird dann schnell mal aus einer Mücke ein Elefant. Was hat dich schon einmal ärgerlich gemacht? Wie hast du reagiert? Hat dir der Ärger geholfen oder vielleicht einen Streich gespielt?

....

....

Und wofür ist Freude gut? Bei Freude wollen wir unser Glück oft mit anderen teilen. Lachen steckt an und gemeinsame Freude fühlt sich meistens noch viel schöner an. Worüber freust du dich? Erzählst du jemandem davon?

....

....

AB 4 • K

MEIN GEFÜHLSBAROMETER

Manchmal spürt man Gefühle schwach und manchmal ganz stark. Je stärker sie sich anfühlen, desto schwieriger kann es sein, gut mit ihnen umzugehen. Ein gutes Hilfsmittel kann hier ein Gefühlsbarometer sein. Das hilft dir dabei, die Stärke deines Gefühls einzuschätzen – 0 heißt, dass du dich gar nicht ärgerst und 5, dass du vor Wut explodieren könntest.

Jetzt bist du dran: Wann warst du das letzte Mal wütend? Wie stark hat sich dein Ärger angefühlt und wo hast du ihn gespürt? Was hast du in dem Moment getan oder hättest du gern gemacht? Erzähle doch mal und trage es in das Barometer ein.

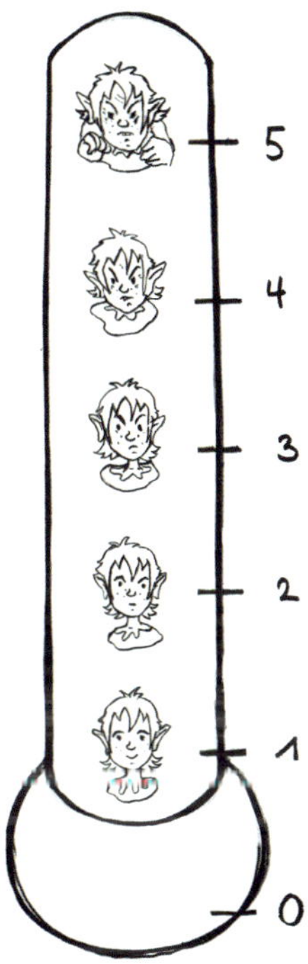

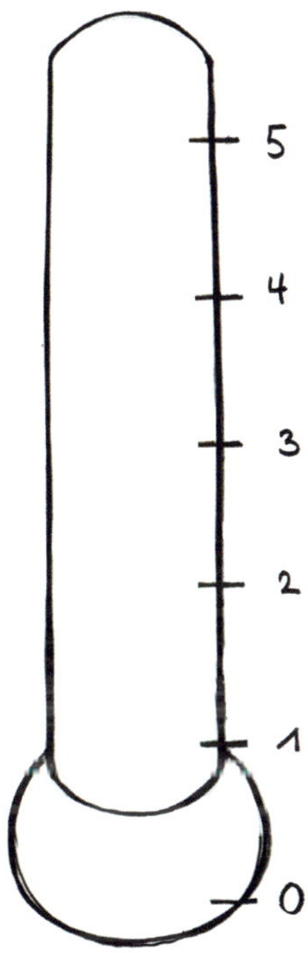

Weißt du noch, wie lange dein Ärger in der Situation angehalten hat? Hat ihn etwas **größer** oder **kleiner** werden lassen? Erzähl mir davon!

AB 5 • K

MEINE STÄRKENKARTE

Notiere auf deiner eigenen Stärkenkarte, was du gut kannst und / oder was du schon gelernt hast. Das können Hobbys, Eigenschaften oder Wissen sein. Das Schöne an dieser Stärkenkarte ist, dass du sie immer wieder ergänzen kannst, wenn du etwas Neues lernst! So wird deine Stärkenkarte immer voller und erinnert dich daran, wie großartig und einzigartig du bist. **Du kannst sie an einem besonderen Platz aufhängen!**

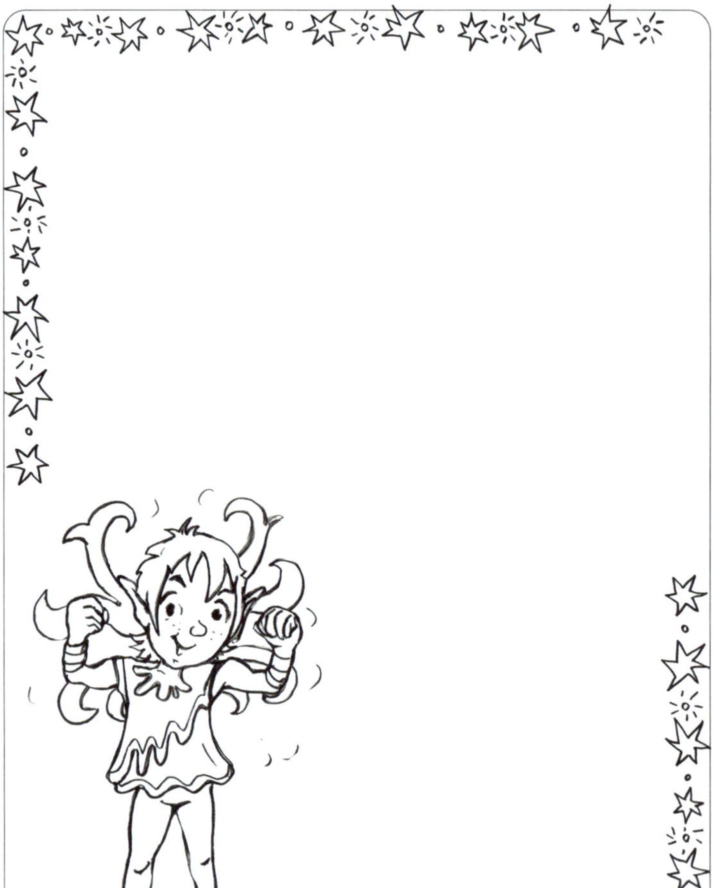

MAGISCHE MUT-MACH-SÄTZE

Sätze, wie »Ich schaffe das!« oder »Ich kann das!« können helfen, uns selbst Mut zu machen. Leider fallen uns aber in schwierigen Momenten oft eher Sätze ein, die uns entmutigen, als solche, die Mut machen.

Hier sind ein paar Beispiele für Mut-Mach-Sätze und Entmutigungs-Sätze. **Welche Sätze gehören für dich zum fröhlichen und welche zum traurigen Loki?** Ordne sie den beiden Bildern zu, indem du einen Pfeil von jedem Satz zu dem Loki malst, der am besten passt. Du kannst auch die Kästchen in zwei verschiedenen Farben anmalen, um direkt die Mut-Mach-Sätze zu erkennen.

ICH SCHAFFE DAS!

ICH KANN DAS!

NUR MUT!

IMMER PASSIERT MIR DAS!

BEI MIR KLAPPT DAS NIE!

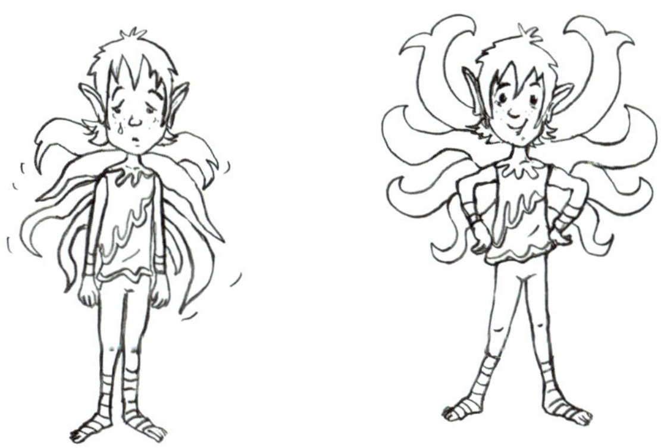

ALLER ANFANG IST SCHWER!

VERSUCHE ES DOCH MAL!

DIE ANDEREN KÖNNEN DAS SOWIESO BESSER!

MUT TUT GUT!

MAGISCHE MUT-MACH-SÄTZE

Welche Sätze findest du für dich hilfreich?

Und welche würden dein Gefühl verschlimmern?

Fallen dir noch andere Mut-Mach-Sätze ein?

Suche dir einen Satz aus, der dir in einer schwierigen Situation Mut machen könnte. Schneide das betreffende Kästchen aus. Probiere diesen Satz in der nächsten Woche einfach mal aus, wenn du dich über etwas ärgerst, Angst vor etwas hast oder traurig bist.

AB 7 • K

PAUSENKNOPF UND CO.

Wenn du mal wieder nur Entmutigungs-Sätze im Kopf hast oder vor lauter unangenehmer Gefühle keinen klaren Gedanken mehr fassen kannst, dann: **Drücke in Gedanken die »Stopp- / Halt- / Pause-Taste«.** Wähle dein liebstes Zeichen aus. Schneide es aus und / oder male es in deinen Lieblingsfarben an!

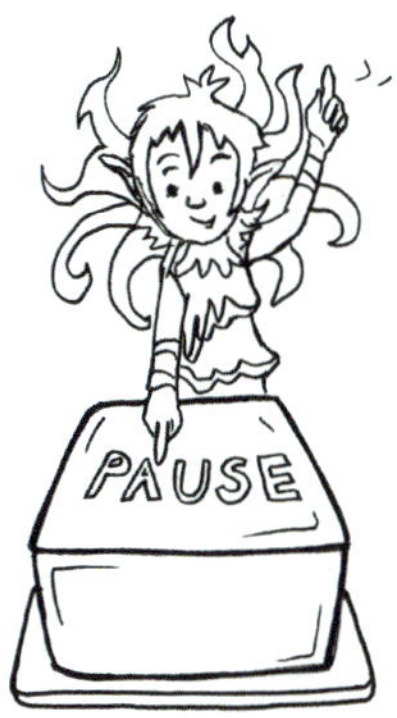

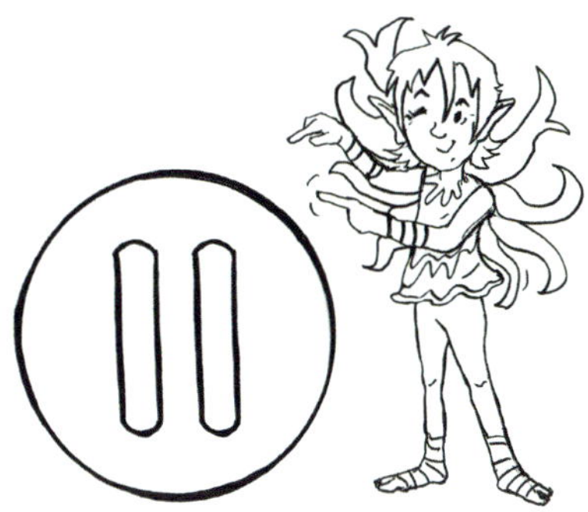

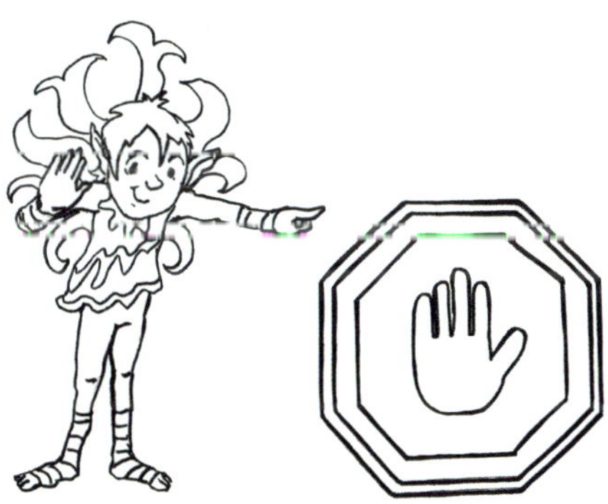

Denke an dieses Zeichen, wenn du deine Gedanken unterbrechen möchtest. Du kannst »Stopp!« in deinem Kopf sagen oder laut aussprechen oder eine Bewegung machen, als ob du einen Stoppknopf drückst. Dann kannst du an etwas Schönes oder Lustiges denken, um die traurigen Gedanken zu vertreiben oder dich an all deine Stärken zu erinnern.

AB 8 • K

DER MAGISCHE ZÄHLTRICK

Wenn du das nächste Mal in einer unangenehmen Situation bist, dann fange einfach mal an, in Gedanken zu zählen. Zähle langsam und konzentriere dich auf jede einzelne Zahl.

Und damit du diesen besonderen Elfentrick immer in Erinnerung behältst, habe ich etwas für dich: ein Malen-nach-Zahlen-Bild! Beginne mit der Zahl 1 und male alle Felder dieser Zahl in Gelb aus. Dann machst du weiter mit: 2 = Schwarz, 3 = Grün, 4 = Rot, 5 = Dunkelblau, 6 = Hellblau, 7 = Orange, 8 = Braun.

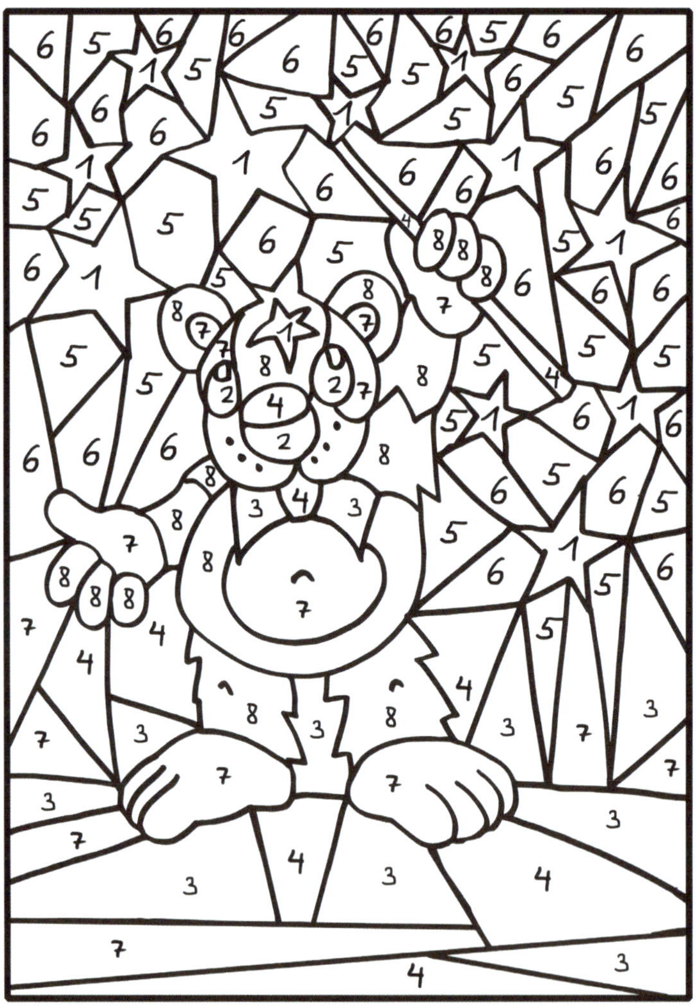

AB 9 • K

LOKI ALS YOGI

Stift in die Hand – und los geht's! Ob mit Buntstiften, Filzstiften oder Wachsmalkreiden, male dir hier deinen ganz eigenen Loki als Yogi, der dich an meinen elfischen Geheimtipp »Einmal tief durchatmen« erinnern soll.

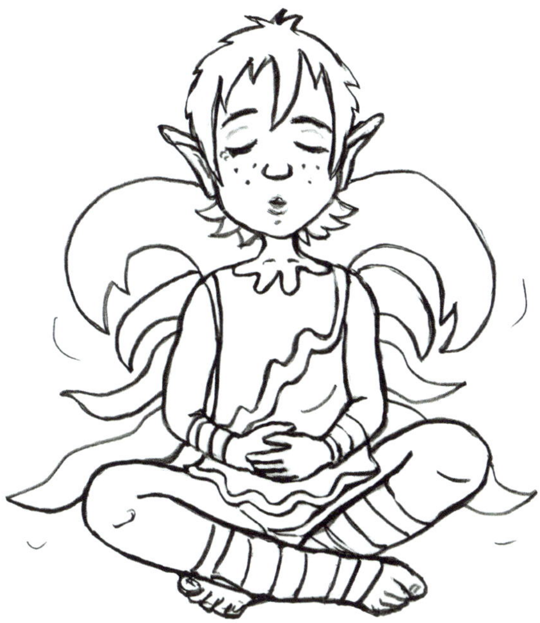

Die Übung machst du am besten auf dem Rücken liegend, aber es geht auch im Stehen oder im Schneidersitz.

ÜBUNG

Atme langsam und tief durch die Nase ein und durch den Mund wieder aus. Konzentriere dich dabei nur auf deine Atmung und versuche, alles andere um dich herum zu vergessen. Beim Einatmen wölbt sich dein Bauch ein wenig nach vorne, weil du tief einatmest. Wenn du ausatmest, versuche, ganz langsam so viel Luft wie möglich aus deinem Mund zu lassen. Dadurch wird dein Bauch wieder flacher. Wenn du während der Atemübung die Hände auf den Bauch legst, kannst du es spüren.

CHILL MAL MIT POSITIVEN AKTIVITÄTEN!

Pausen sind notwendig, denn der Körper braucht Erholungsphasen und auch der Kopf muss zwischendurch mal abschalten. Gelingt das nicht, so werden wir oft unzufrieden oder gereizt.

Deswegen lautet mein schlauer Elfentipp: Chill mal! Schalte deinen Kopf zwischendurch mal ab und genieße es. Rieche an Blumen, beobachte die Wolken am Himmel oder sammle Steine, die dir gefallen. Das entspannt dich und du schöpfst neue Kraft und Energie für den Alltag. Vielleicht merkst du schon bald, dass du eine Auszeit brauchst, bevor du in Stress gerätst.

Woran merkst du, merken deine Eltern oder andere, dass du gereizt bist und eine Pause brauchst?

....

....

....

....

....

Wie chillst du am liebsten?

....

....

....

....

....

....

CHILL MAL MIT POSITIVEN AKTIVITÄTEN!

Brauchst du noch Ideen, was du einmal ausprobieren kannst, um zu entspannen? Dann kreuze hier auf der Liste alle Dinge an, die dir gefallen. Unten kannst du noch eigene Ideen ergänzen.

- ☆ Bücher lesen und in eine fantastische Welt eintauchen
- ☆ Musik hören
- ☆ Tanzen
- ☆ Lieblingslieder singen
- ☆ Spaziergang im Wald oder Park
- ☆ Gesellschaftsspiele mit der Familie oder Freunden spielen
- ☆ Puzzeln
- ☆ Wolken beobachten und Wolkenfiguren entdecken
- ☆ Seifenblasen machen
- ☆ Kneten
- ☆ Sandburgen bauen
- ☆ Eine Kuscheldecken-Festung bauen
- ☆ Fotobücher anschauen
- ☆ Hörbuch hören
- ☆ Flieger aus Papier falten
- ☆ Tiere beobachten (Schnecken, Regenwürmer)
- ☆ Gänseblümchen pflücken
- ☆ Steine sammeln
- ☆ Geschichten erfinden
- ☆ Bügelperlenbilder stecken
- ☆ Auf einem Musikinstrument spielen
- ☆ Kleine Gartenarbeit: Pflanzen aussäen und ernten
- ☆ Wohlfuhlbad mit viel Schaum
- ☆ Schaukeln oder Klettern gehen
- ☆ Freundschaftsbänder knüpfen
- ☆ Lego oder mit Bauklötzen bauen
- ☆ Mandala malen

☆ ....

☆ ....

☆ ....

AB 11 • K

MANDALA

Mandalas sind magische Kreise mit vielen schönen Mustern darin. Wenn man sie ausmalt, sehen sie aus wie bunte Räder. **Warum sind Mandalas so toll?** Sie helfen uns, wenn wir gestresst oder wütend sind, denn das Ausmalen von Mandalas beruhigt und macht den Kopf klarer. Hier habe ich ein Mandala für dich, das nur darauf wartet, mit deinen bunten Lieblingsfarben zum Leben erweckt zu werden.

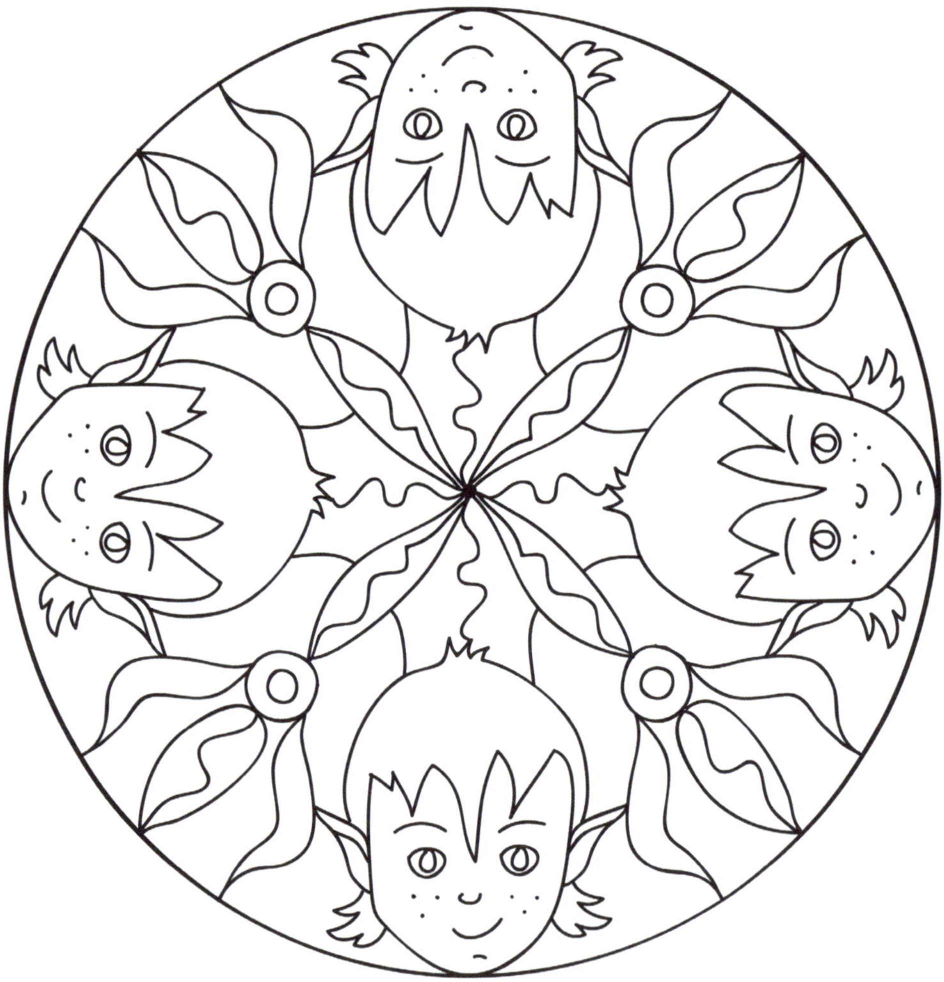

AB 12 • K

DAMPF ABLASSEN

Alle Gefühle sind in Ordnung und du musst dich für keines schämen. Auch Wut ist ein wichtiges Gefühl. Denn sie zeigt uns, wenn etwas ungerecht ist oder Grenzen nicht beachtet werden. Manchmal ist Wut aber sehr stark und dann weißt du vielleicht nicht, wie du mit ihr umgehen kannst.

ÜBUNG

Wenn du wütend bist und Dampf ablassen musst, dann …

- schlage in ein Kissen,
- springe Trampolin,
- laufe schnell die Treppe rauf und runter,
- zerreiße Kartons,
- gehe, wenn möglich, an die frische Luft oder
- treibe Sport!

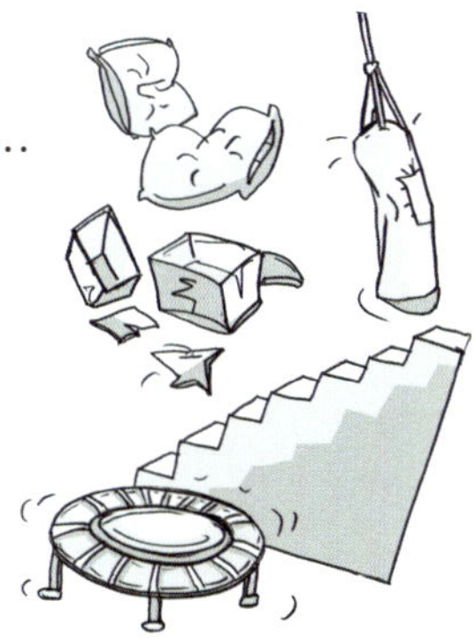

Fallen dir vielleicht noch weitere Ideen ein? Dann schreibe sie hier auf:

....

....

....

....

....

....

Probiere die Elfentipps doch einmal aus, um deine Wut mal rauszulassen!

AB 13 • K

WIR SCHICKEN DIE WUT IN DEN URLAUB

Wohin willst du deine Wut in den Urlaub schicken? Auf dieser Seite findest du eine Anleitung, um dein eigenes Papierschiff zu basteln. Du kannst es nicht nur zusammenfalten, sondern auch bunt bemalen, mit Stickern bekleben und all die Dinge darauf schreiben, die dich manchmal ärgern oder wütend machen. Oder male deinen »Kapitän Wut« darauf und schicke ihn anschließend auf große Reise!

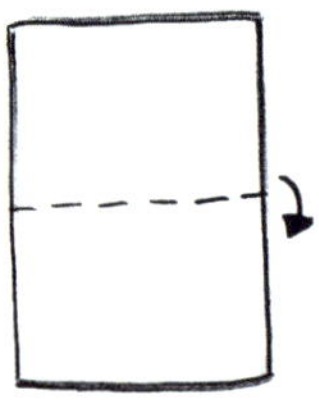

Ein Bogen Papier (A4) einmal mittig falten.

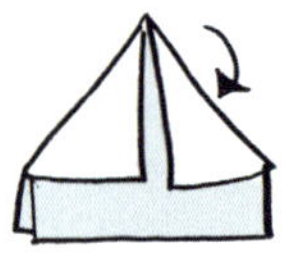

Die beiden oberen Ecken zur Mitte falten.

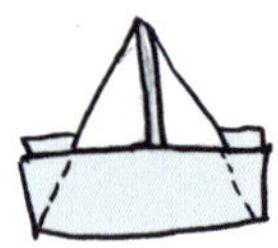

Auf der Vorder- und Rückseite den unteren Rand nach oben klappen.

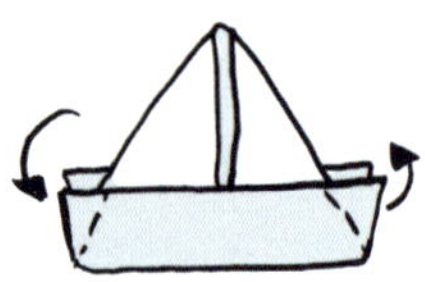

Die überstehenden Ecken an den Seiten über das Dreieck umfalten.

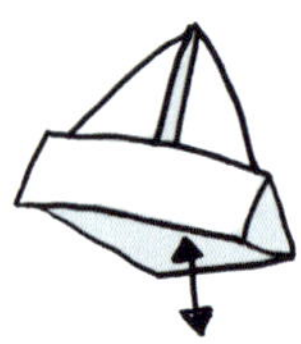

Das Dreieck auf der Unterseite öffnen und die linke und rechte Ecke aufeinanderlegen.

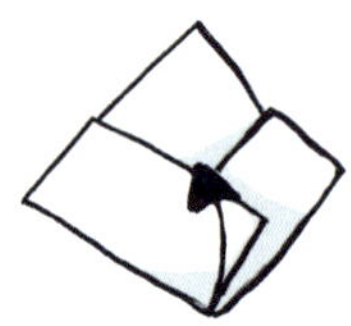

Auf der Vorder- und Rückseite jeweils die untere auf die obere Ecke legen.

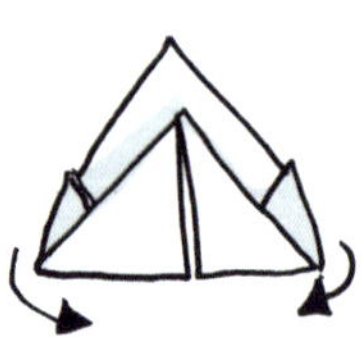

Das Dreieck unten öffnen und die linke und die rechte Ecke zusammendrücken.

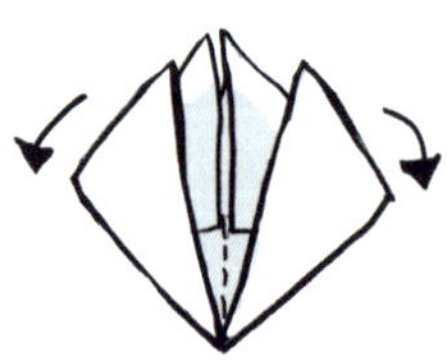

Die Seitenteile auseinanderziehen.

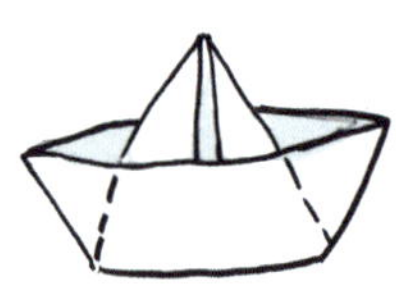

Schiff Ahoi!

DER GANZ BESONDERE ZAUBER EINER ENTSCHULDIGUNG

Kennst du das? Wenn sich jemand ernsthaft bei dir für etwas Unschönes entschuldigt, dass du dann gar nicht mehr richtig böse auf denjenigen sein kannst? Umgekehrt funktioniert das natürlich auch!

Deshalb hier ein schlauer Elfentipp: Wenn du jemanden verletzt hast, entschuldige dich dafür. Das kann schwer sein, besonders wenn du selbst noch verärgert bist. Aber wenn du dich entschuldigst und Verantwortung übernimmst, kannst du dazu beitragen, einen Neuanfang machen zu können und loszulassen.

Hat sich schon einmal jemand bei dir entschuldigt und wenn ja, wofür?

....

....

....

Wie hat sich das angefühlt? Hast du die Entschuldigung angenommen?

....

....

....

Stell dir mal vor, Buntspecht würde sich gerne bei Loki dafür entschuldigen, dass er seinen Zauberstab einfach weggeworfen hat. Was könnte er zu Loki sagen oder machen?

....

....

....

AB 14 • K 2/2

DER GANZ BESONDERE ZAUBER EINER ENTSCHULDIGUNG

Hier findest du ein paar Elfentipps, wie du dich bei jemandem entschuldigen kannst. Markiere doch einmal die Felder, die du schon einmal ausprobiert hast oder gerne mal ausprobieren möchtest:

Entschuldigungssätze

»Entschuldigung!«

»Beim nächsten Mal passe ich besser auf.«

»Mir ist das versehentlich kaputt gegangen. Das tut mir leid.«

»Kann ich es wiedergutmachen?«

»Es tut mir leid!«

Entschuldigungsgesten

- Kuchen backen
- Ein Bild malen
- Eine Entschuldigungskarte schreiben
- Blumen pflücken
- Eine Aufgabe für den anderen übernehmen (z. B. den Tisch decken)
- Etwas Kaputtes ersetzen
- Die Hand geben und versprechen, dass man versucht, es beim nächsten Mal besser zu machen
- Sich Hilfe holen, wenn einem alleine noch der Mut für eine Entschuldigung fehlt
- Etwas reparieren

INFO 1 • E

WIE KÖNNEN SIE IHR KIND IM BEHANDLUNGSPROZESS UNTERSTÜTZEN?

Sehr geehrte Eltern, Sorgeberechtigte und Bezugspersonen,

heute haben wir gemeinsam die Geschichte »Waldelf Loki und sein Gefühlsabenteuer« gelesen. Sie handelt davon, dass Loki seinen Zauberstab verliert und unterschiedliche Tiere diesen finden und versuchen, damit zu zaubern. Da alle Versuche missglücken, werfen die Tiere den Zauberstab achtlos weg, sodass sich die Suche danach sehr schwierig gestaltet. Loki durchlebt ein Gefühlschaos (von traurig, wütend, verzweifelt bis glücklich). Aber keine Sorge, am Ende wird alles gut!

In den nächsten Stunden möchte ich mit Ihrem Kind an den Themen Emotionsregulation und Achtsamkeit arbeiten. Es bekommt Arbeitsblätter mit nach Hause und lernt Ideen und Übungen kennen, wie es mit seinen Gefühlen besser umgehen kann als bisher.

Meine Bitte an Sie: Lassen Sie sich die Arbeitsblätter von Ihrem Kind zeigen und geben Sie ihm Gelegenheit, das neu Gelernte zu erproben. Ermutigen Sie es, sein Wissen anzuwenden, und vielleicht können Sie manche Übungen sogar miteinander ausprobieren. Schenken Sie Ihrem Kind Zuversicht, wenn es an sich zweifelt, erkennen Sie seine Fortschritte an und schimpfen Sie nicht bei Misserfolgen. Ihr Kind hat sein eigenes Tempo und wird gemeinsam mit uns neue Strategien lernen, mit Frustrationen umzugehen und sich dadurch immer sicherer und selbstbewusster fühlen.

Wenn Sie Fragen haben oder Ihnen etwas bei Ihrem Kind auffällt, dann melden Sie sich gerne bei mir.

Wir können auch in einem gemeinsamen Termin darüber sprechen.

Vielen Dank!

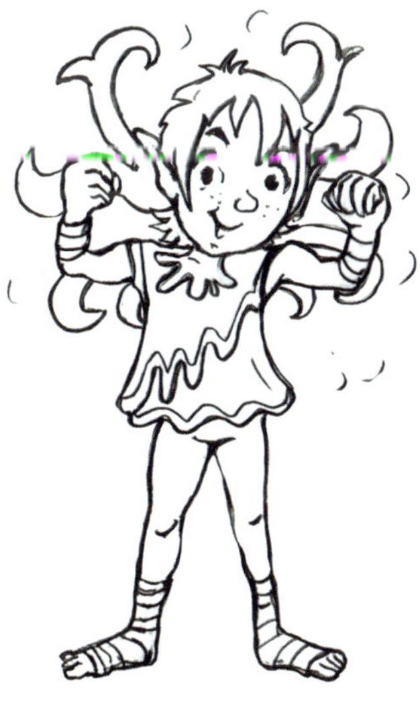

ÜBER DIE MITWIRKENDEN

AUTORIN

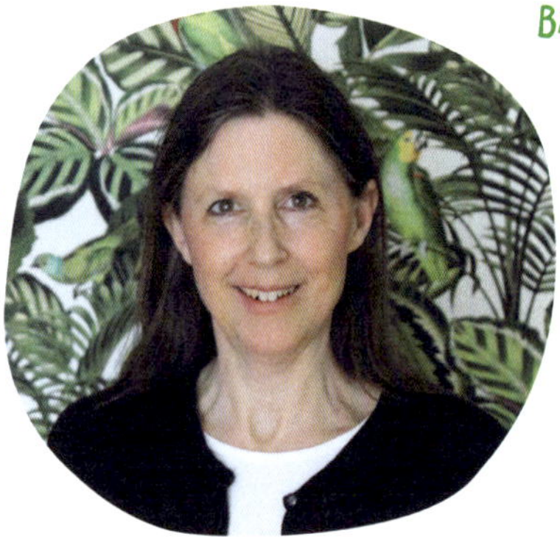

BARBARA BAUMGARTEN arbeitet seit 25 Jahren als Dipl.-Sozialpädagogin (FH) in der Kinder- und Jugendpsychiatrie (ambulant, teil- und vollstationär). Sie ist systemische Therapeutin (SG) und hat eine Weiterbildung in Systemischer Paartherapie (IGST) absolviert. Neben ihrer Arbeit ist sie nicht nur Buchautorin und entwickelt Materialien und Spiele für die therapeutische Arbeit, sondern malt auch leidenschaftlich gerne. Darüber hinaus ist sie gerne auf langen Wanderungen mit ihrem Mann unterwegs.

ILLUSTRATORIN

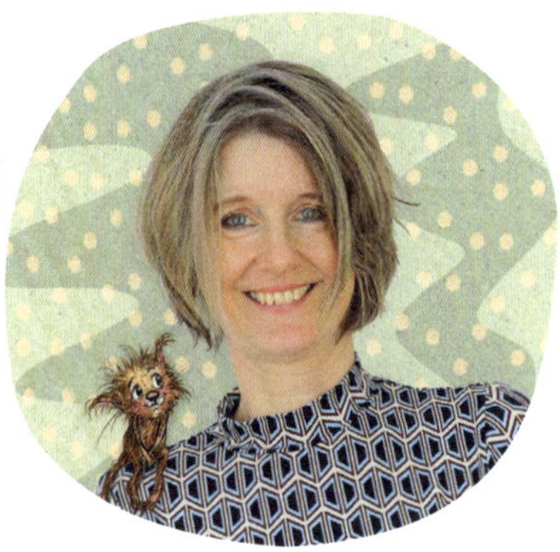

STEFANIE KOLB hat schon als Kind leidenschaftlich gern gezeichnet und zwar am liebsten strubbelige Tiere und allerlei kleine, wilde Wesen. Nach einem Kunststudium in Mainz und einer Ausbildung zur Computergrafikerin in Berlin illustrierte sie für verschiedene Unternehmen, Verlage, Werbe- und Filmagenturen. Heute lebt sie als freischaffende Illustratorin mit ihrer Familie und Hund, Katze, Maus in der rheinhessischen Toskana, nahe Mainz.
www.stefanie-kolb.de

REIHENHERAUSGEBERIN

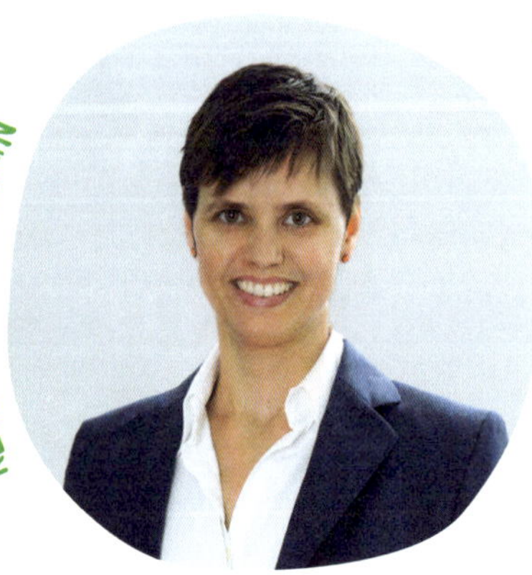

MELANIE GRÄßER, Dipl.-Psych., ist Psychologische Psychotherapeutin mit eigener Praxis für Kinder, Jugendliche und Erwachsene in Lippstadt. Sie verfügt über langjährige Berufserfahrung in der Kinder- und Jugendlichenpsychotherapie und -pädiatrie. Neben ihrer praktischen Tätigkeit gibt sie seit vielen Jahren Seminare und Supervision im Bereich der Psychotherapieausbildung sowie im Rahmen von Selbsthilfegruppen, zudem ist sie Gutachterin sowie Selbsterfahrungsanleiterin. Sie ist Autorin und Entwicklerin therapeutischer Materialien und Spiele.
www.melanie-graesser.de